趣谈针灸

主　编　安军明

副主编　赵镇涛

编　委　曹　坤　　王之湄　　刘媛媛

　　　　　马凯靖　　赵婉妮　　雷　欢

　　　　　武纹帆　　王　梅　　弓依林

陕西新华出版

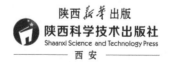

陕西科学技术出版社
Shaanxi Science and Technology Press
—— 西安 ——

图书在版编目（CIP）数据

趣谈针灸／安军明主编．—西安：陕西科学技术出版社，
2023.7

ISBN 978－7－5369－8703－6

Ⅰ．①趣…　Ⅱ．①安…　Ⅲ．①针灸疗法—普及读物
Ⅳ．①R245－49

中国国家版本馆 CIP 数据核字（2023）第 077910 号

趣谈针灸

QUTAN ZHENJIU

安军明　主编

责任编辑	闫彦敬
封面设计	朵云文化

出 版 者　陕西科学技术出版社
　　　　　　西安市曲江新区登高路 1388 号陕西新华出版传媒产业大厦 B 座
　　　　　　电话(029)81205187　传真(029)81205155　邮编 710061
　　　　　　http://www.snstp.com
发 行 者　陕西科学技术出版社
　　　　　　电话(029)81205180　81206809
印　　刷　广东虎彩云印刷有限公司
规　　格　710mm×1000mm　16 开本
印　　张　7.5
字　　数　90 千字
版　　次　2023 年 7 月第 1 版
　　　　　　2023 年 7 月第 1 次印刷
书　　号　ISBN 978－7－5369－8703－6
定　　价　52.00 元

目　录

顽固性眩晕怎么办

　　头晕作为一种十分普遍的不适感，相信大部分人都应该有经历过，轻症仅自觉头部昏沉不适，注意力难以集中，重则自觉天旋地转，甚至无法站立行走。近日，61岁的常女士便因为近半年来反复出现的严重头晕，在家人的搀扶下来到了安医生的门诊求治。

　　家属：安医生，我老伴儿这半年来经常犯头晕，严重的时候站都站不稳，脸也发白，还流冷汗，您给看看这到底是什么病啊？

　　安医生：除了这些还有没有别的症状？比如一侧手脚无力、麻木、活动不灵，喝水呛咳之类的症状。

　　常女士：脖子还有些僵硬不舒服，晕得厉害时会犯恶心、眼花、冒冷汗，有时候还有耳鸣，晚上休息也不好；手脚的话不晕的时候活动都还行，一晕起来根本啥事都做不了，躺床上都觉得人在转。

　　安医生：你一般什么时候会晕得比较厉害？有没有什么特别的诱因？比如在运动时或者特定的姿势下。

　　常女士：好像没有什么特别明显的诱因，反正时重时轻，一直反反复复。

　　安医生：之前去其他医院看过没？

　　常女士：去了好几家三甲医院，CT、磁共振、B超都做过了，就只报了个颈椎病和颈动脉斑块，给开了几盒药、做了理疗，但效果还是不太明显，眩晕还是一直反复发作。

安医生紧接着查阅了常女士既往的检查报告，并给常女士进行了专科查体。

安医生：你颈椎确实有点问题，但并不严重，你这头晕属于周围性眩晕，那我就先给你扎针配合点口服药吧！

随后，安医生便为常女士开展了治疗。安医生采用方氏头针与体针相结合，方氏头针选穴伏象头、伏象上焦、倒脏上焦，平衡穴、听觉穴等；体针取百会、四神聪、风池、风府、完骨、肝俞、肾俞、太溪、合谷等穴进行治疗，针刺得气后留针30分钟，每10分钟行针1次，配合红外线照射治疗，1周为1个疗程。经过6次针灸治疗后，常女士的眩晕、项强、耳鸣症状消失，精神面貌也明显好转。坚持完2个疗程的治疗后，常女士彻底恢复健康，并和家人一起高兴地为安医生送来一面"医德高尚、仁心仁术"的锦旗。

安医生小讲堂

眩晕是目眩与头晕的合称，目眩即眼花或眼前发黑，视物模糊不清，头晕即感觉自身或外界景物旋转，站立不稳。由于二者常同时并见，故统称为眩晕。眩晕可见于多种疾病，如耳源性眩晕、心脑血管病、内分泌疾病、神经症及某些颅内占位性疾病等都可引起眩晕。因此在出现原因不明的眩晕症状时，应尽早前往医院就诊，完善检查，以便明确病因，及时诊治。

眩晕是一种痛苦的体验。许多患者在眩晕减轻出院后又会反复发作，反复住院，花费大量费用。然而，眩晕中有相当一部分却是良性阵发性位置性眩晕，可采取恰当的治疗方法，减少复发和住院治疗费用。良性阵发性位置性眩晕，又称为耳石症，是指仅在特殊的头位才发生的眩晕，是由于椭圆囊内的耳石碎片进入到耳中半规管，当头位改变时，便会引起内淋巴液流动的畅通性不足。

那么，当眩晕时，如何自我辨别是耳石症还是中风类的眩晕呢？简单的方法就是耳石症在眩晕的间歇期没有复视、肢体麻木及吞咽困难。反之，高龄且有高血压病、糖尿病、冠心病的患者在眩晕的同时如果伴有肢体麻木无力、视物双影、吞咽困难、声音嘶哑，就要高度怀疑中风的可能。如果是后者则需积极送往医院治疗。

大多数常见眩晕疾病一般采用药物治疗，但同样是外周前庭疾病，耳石症仅采用药物治疗，效果却通常不太理想。但可采用手法复位法。手法复位操作较为简单，即在每个头位保持半分钟，最后复原，以促进耳石回复到前庭内。平时，患者在眩晕发作时，可遵医嘱照样子在家里自行转动头部进行自我治疗，注意休息，每天坚持锻炼前庭功能，以减少眩晕的复发。

附：耳石症的改良 Epley 自我疗法

若是左侧的后半规管耳石症可采用如下步骤：

1. 从坐在床上开始，向左侧转头 45°，将一个枕头放在身后，这样在躺下时使之位于肩下。

2. 迅速躺下，肩部压在枕头上，颈部伸展，头部置于床上，保持患耳(左耳)在下的这一体位 30 秒。

3. 向右边转头 90°(不要抬起头部)，并持续 30 秒。

4. 再向右边转体和头 90°并持续 30 秒。

5. 从右侧边坐起来。

此操作每天重复 3 次，直至眩晕消失达 24 小时为止。

"一针"止头痛

头痛作为很多疾病都会伴有的症状，几乎每个人都有体验过，但大多数作为伴随症状的头痛往往疼痛程度都较轻，且多为一过性，患者多可耐受，而偏头痛则是以主要症状——头痛来命名的疾病，其给患者带来的痛苦往往是常人所不能想象的。近日，患有10余年偏头痛的崔女士便因再次复发的偏头痛找到了安医生，迫切寻求帮助。

崔女士：安医生，你快帮帮我吧！我这头痛真的是太折磨人了。

安医生：具体是怎么个疼法？

崔女士：就是头左半边疼得厉害，是那种一跳一跳地疼，疼得晚上觉都睡不着。

安医生：还有其他症状没？

崔女士：还有点犯恶心，喜欢待在黑暗、安静的地方，在光线明亮的地方一睁开眼睛就觉得刺眼不舒服，烦躁不安。

安医生：你以前这样头痛过没？

崔女士：我这偏头痛已经是十几年的老毛病了，每年都会发作好几次，一直吃着药也没根治。这次可能就是1周前得了感冒，然后诱发了。安医生，您说我这个偏头痛咱针灸能治好不？这反反复复不断根儿实在太难受了。

安医生：偏头痛是咱针灸的优势病种，扎针可以很快缓解你的头痛，但要想不再犯病还得靠平时多注意，做好预防措施。

接诊结束后，为尽快缓解崔女士的头痛，安医生便立即着手为崔女士开展了针灸治疗。安医生以方氏头针为主并配合体针进行治疗，方氏头针选取伏象头部、伏脏上焦2个穴区，体针取穴印堂、头维、太阳、百会、四神聪、风池、颞三针、合谷、外关。方氏头针以飞针直刺法进行针刺，使针尖快速直刺达骨膜，并发出清脆的"砰"声；体针以毫针泻法为主，留针30分钟，10分钟行针1次。

刚扎上针一会儿工夫，崔女士便立刻感觉头痛减轻了五六分，直呼针灸真的比止痛药还有效。继续完成5次治疗后，崔女士的偏头痛症状就完全消失了。

安医生小讲堂

偏头痛是临床一种常见的慢性发作性神经血管疾患。临床多表现为反复发作的、单侧为主的中、重度搏动样头痛，也有部分病人表现为双侧或整个头部的疼痛，并伴有恶心、呕吐、畏光、畏声、烦躁不安及疲乏无力等症状。目前偏头痛的发病原因还未完全明晰，就目前研究来看，多数偏头痛患者都有家族遗传史，并且女性患者居多，其发作可能与精神情绪、内分泌、代谢、饥饿、睡眠不足以及外界环境刺激等多种因素有关。

针灸百花园

方氏头针被誉为当代陕西中医药科技史上三大发明之一，是方云鹏老先生在长期的医疗实践中总结发明出的一种新型针刺疗法，其穴区定位是由大脑皮层功能区在头皮上的投影结合临床实践经验所设立的。该体系以伏象、伏脏、倒象、倒脏为主，又有颅脑各个功能中枢的相应刺激点。其头针穴名即体现了中医学的整体观点，也遵循了现代医学的神经系统原理，为针灸学的传承发扬注入了新的活力。在长期的临床实践中，方氏头针被广泛用于中枢神经系统疾病、精神类疾病、疼痛和感觉异常、皮质内脏功能失调等疾病的治疗中，并收获了显著的疗效。

温馨提示

偏头痛的发生与外界刺激有很大关系，采纳下面这7条建议可帮助你极大减少偏头痛的发生：

1. 少喝甚或拒绝含有酒精、咖啡因等刺激性饮品。
2. 少吃腌腊制品等含有大量亚硝酸盐的食品。
3. 确保充足的睡眠。
4. 进行适量规律的运动。
5. 避免长时间在烈日下暴晒。
6. 注意保暖，尤其要防止头面部吹风受凉。
7. 避免食用或饮用过于冰冷刺激的食物或饮品。

翻来覆去睡不着，针灸介入有奇效

近年来，随着经济社会的飞速发展，人们工作学习的压力也越来越大，导致不少人都遇到过类似情况：紧张忙碌地工作学习了一天，晚上想要放松身心做个好梦，可是明明做好了入睡前的各种准备，大脑却还在高速运转，好不容易即将进入状态，闹钟又开始响了……

尹先生便是这种情况的真实写照，为尽快解决失眠困扰，尹先生便来到了安医生的诊室就诊。

尹先生：安医生，我最近1个月不知道是怎么了，入睡特别困难，有时甚至彻夜难眠，即使好不容易睡着了也很容易惊醒，每天最多就只能睡两三个小时。

安医生：你除了睡不着，还有哪里不舒服的吗？

尹先生：主要就是晚上休息不好，白天感觉特别疲倦，没有精神，偶尔还会有点头痛和耳鸣。

安医生：那你有吃过什么药治疗吗？

尹先生：之前有吃过褪黑素和一些安眠药，刚开始服药后还能勉强入睡，但过段时间后就感觉没效果了，因为害怕副作用，所以也没敢多吃。后来又喝了10多天的中药，但效果也不太明显。

安医生：之前有做过什么检查没？

尹先生：之前去医院做了头颈部的磁共振，报告只是提示了有颈椎病，其他问题倒没有发现。

安医生：我看你这失眠比较严重，除了扎针，我再给你配合上重复经颅磁刺激治疗。

话毕，安医生便着手为尹先生开展了治疗。安医生以滋阴降火、交通心肾为治疗原则，方氏头针与体针配合，方氏头针选取：伏脏上焦、思维、记忆，飞针直刺法快速进针，针尖直达骨膜；体针选取：百会、四神聪、印堂、太阳、安眠、神门、合谷、足三里、三阴交，用2寸毫针行平补平泻法。其中印堂穴行触骨针刺法，针刺得气后留针30分钟，每10分钟行针1次。针灸治疗期间配合重复经颅磁刺激治疗，每日1次。治疗仅4次，尹先生睡眠质量明显改善，睡眠时长达7小时，同时耳鸣、头痛症状亦有缓解，尹先生不禁赞叹针灸治疗的神奇效果。

安医生小讲堂

失眠作为一种严重影响人群生活质量和身体健康的睡眠障碍，在现代社会中的发病率已越来越高，目前我国失眠症的患病率约为45.4%，且发病年龄逐渐趋于年轻化，除学龄前及学龄期儿童少见失眠发生外，其他各年龄段的发病率均较高。失眠的病因复杂，涉及生理、心理、社会环境等多个方面，长期失眠轻则引起精神不振，疲乏，记忆力减退，重则出现焦虑、抑郁等负面情绪，严重影响患者日常工作和生活。长期失眠还会导致人体免疫力下降，并增加人群罹患心脑血管疾病、内分泌疾病以及肿瘤等疾病的风险，此外如果失眠长期反复发生还容易形成慢性化病程，难以治愈，因此出现失眠后应尽早予以治疗干预。

针灸治疗失眠安全可靠、无副作用，其优势在于辨证论治，整体调节，不但改善睡眠，同时缓解一些伴随症状。重复经颅磁刺激采用经颅磁刺激治疗原理，通过输入低频磁场透过颅骨达到脑内深层组织，在脑内产生特殊感应电流，以调节神经递质，调节睡眠周期，改善失眠。重复经颅磁刺激是一种无创、无痛的物理治疗，副作用小。因此针灸配合重复经颅磁刺激治疗失眠，是一种安全有效的绿色治疗方案，适用于广大失眠人群。

腧穴解密

足三里：

足，人体下肢的统称，这里指该穴在人体下肢；三，指上、中、下三部；里，通"理"，即治理、调理的意思。该穴名意指下肢上的该穴可以调理人体上中下几乎全身的疾病，是人体重要的强壮保健要穴，可以治疗虚劳诸证，故名。该穴在小腿外侧，犊鼻下3寸，胫骨前嵴外1横指处，犊鼻与解溪连线上，具有健脾和胃、扶正培元、通经活络的功效，上治失眠、癫狂、头晕等神志病；中治胃痛、呕吐、呃逆、腹胀、腹痛、肠鸣、消化不良、泄泻、便秘、痢疾等胃肠病症；下治下肢痿痹、膝痛、脚气等局部病症；内治虚劳羸瘦等内科虚劳诸证；外治乳痈、肠痈等外科疾患。总而言之，该穴的治疗范围很广，是人体第一保健要穴。

印堂穴：

印，外界事物反映在脑中所留下的形象，引申为情志活动；堂，专为某种活动用的房屋。印堂是人类情志活动的外在表现场所，如"眉头紧锁"一词，指遇到什么不开心的事，皱着眉毛就像两条眉毛拧在一起了似的，两眉中间就会出现皱褶，形容很不开心、很不高兴、很为难犯愁；而"眉开眼笑"，指眉头舒展，眼含笑意，此时两眉中间就平展开来，形容高兴愉快的样子。而李白的《怨情》："美人卷珠帘，深坐蹙蛾眉。但见泪痕湿，不知心恨谁。"其中"蹙蛾眉"一词更是形象生动地体现出"不知心恨谁"的情志活动。而该穴恰在两眉毛内侧端中间，故名印堂。另一说法是古人称额部两眉头之间为"阙"，星相家称印堂，因穴位于此处，故名。该穴位于人体头部，两眉毛内侧端中间的凹陷中，具有明目通鼻、疏风清热、宁心安神的功效，可以治疗失眠、头痛、痴呆、癫痫、健忘、眩晕、鼻渊、鼻衄、小儿惊风、产后血晕、子痫等病症。

眼干、眼涩怎么办

随着信息化时代的到来，各种电子产品充斥了我们的生活和工作，长时间面对电子屏幕已经成为许多人的生活常态，而由此导致的多种眼部不适也日益高发。近日，31岁的小王便因长期加班熬夜，致双眼干涩、易疲劳，来到诊室寻求针灸治疗。

小王：安医生，我最近眼睛总是觉得干涩、痒，有时候还觉得烧呼呼的，特别难受，去网上查了查说针灸能治，所以就特地过来找您治疗了。

安医生：你这个情况出现多久了？

小王：眼睛干涩，易疲劳的症状有1年多了，但之前也不严重，眼睛不舒服了休息会儿，滴滴眼药水也就好了，但最近感觉症状明显加重了，眼睛干涩、瘙痒特别严重，总想用手揉，还总觉得眼睛里进渣子了，有种烧呼呼的刺痛感，有时候看东西还有点模糊。

安医生：你是做什么工作的，平时用眼比较多吗？

小王：我在互联网公司上班，平时上班一直对着电脑，最近工作比较忙，经常熬夜加班，所以眼睛不舒服也越来越严重了。

安医生：除了眼睛不舒服还有没有别的地方不舒服，比如口干舌燥、皮肤干燥、大便干燥这些情况？

小王：这些倒没有，主要就是眼睛不舒服。

安医生：那你之前有去别的医院看过吗？

小王：去过，还给眼睛做了几项检查，然后医生说是干眼症，给开了几瓶眼药水回来用，但回去用了1周感觉效果也不是很好，刚滴上时能舒服会儿，等眼药水干了后眼睛还是很难受。

安医生：你这确实是干眼症，但是光滴眼药水治标不治本，只能暂时缓解临床症状，泪腺功能没有恢复的前提下，这个病就根治不了。

小王：那您这儿有什么好办法没？

安医生：咱这儿可以扎针，通过穴位刺激来促进泪腺功能的恢复，从根本上缓解症状。除了扎针治疗外，你必须还要纠正你的用眼习惯，避免长时间用眼，适时放松眼睛。

在解答完小王的问题后，安医生随即为小王开展了治疗，选取攒竹、睛明、太阳、丝竹空、四白、风池、合谷、足三里、三阴交、太冲等为主穴。其中，攒竹、太阳、睛明、丝竹空、四白为局部取穴，诸穴合用可活血明目通络，疏通眼部的气血，促进泪液的分泌，加强泪膜的稳定性。风池穴为足少阳胆经与阳维脉的交会穴，针刺能疏导头面气血，疏通眼区的经络。合谷、太冲、三阴交、足三里为远端取穴。合谷配太冲为"开四关"针法，可起到濡养眼目、疏通经络、调和阴阳的目的。足三里为足阳明经的合穴、下合穴，三阴交为足三阴经的交会穴，两穴相配可运脾养血、调补肝肾、滋阴明目。以上诸穴合用，局部取穴与远端取穴相配合，可养血活血、疏通经络、调和阴阳。

经过 3 次的治疗后，小王明显感觉双眼干涩缓解，视疲劳和瘙痒感也有一定程度的减轻，这使小王坚定了继续治疗的信心，继续治疗了 10 次后，所有眼部不适的症状几乎全部消失。

安医生 小讲堂

干眼症也称为角结膜干燥症，是指泪液的量和质的异常导致泪膜不稳定和眼表面异常，致眼部不适和眼表组织病变的多种疾病的总称。临床表现有：眼部干涩、异物感、眼疲劳、烧灼感、眼痛、畏光等，严重者可导致视力下降。目前我国干眼症的发病率为21%～30%，除了泪腺退化、自生免疫性炎症、药物引发等原因外，现代人群用眼过度等原因也是造成这一发病率日益升高的重要原因。由于干眼症病因比较复杂，受到体内外多种因素的影响，目前治疗较难治愈，西医治疗主要以局部用药缓解症状为主，严重时需行手术治疗。干眼症属于祖国医学"白涩症"的范畴。《审视瑶函》曰："不肿不赤，爽快不得，沙涩昏朦，名曰白涩。"《灵枢·口问》曰："目者，宗脉之所聚也，上液之道。"《灵枢·大惑论》曰："五脏六腑之精气，皆上注于目而为之精。"说明眼禀先天之精所成，受后天之精所养，与脏腑经络关系密切。中医治疗干眼症方法较多，一是根据患者的四诊信息辨证处方，通过口服中药调整脏腑功能，改善眼表环境及泪液分泌；二是采用中药熏蒸、针刺、按摩等外治法，通过直接作用于眼表组织，从而疏通气血，使目珠得养。

腧穴解密

丝竹空：

丝，指细微、极小；竹，竹子；空，古同"孔"，孔隙。丝竹空穴在眉梢凹陷处，眉梢处的眉毛如成簇的细小竹子一般，故名。该穴具有安神定惊、清肝明目、通络止痛的功效，可以治疗目赤肿痛、双眼干涩、眼睑瞤动、头痛、齿痛、癫狂痫等病证。

睛明穴：

睛，指穴位所在部位及穴内气血的主要作用对象是眼睛；明，指眼力好，对事物现象看得清。睛明，指眼睛接受膀胱经的气血而变得明亮清澈，故名。该穴在面部，目内眦角稍上方凹陷处。具有泄热明目、祛风通络的功效，可以治疗目赤肿痛、目眩、目赤肿痛、迎风流泪、胬肉攀睛、雀目、干眼症、近视等目疾。另外由于它是足太阳膀胱经上的穴位，按揉该穴还可治疗急性腰扭伤。

温馨提示

　　干眼症作为当代社会的高发疾病，除了正规治疗外，还应在日常生活中注意调理，以防止病情的反复甚至加重，下面为大家提供一些日常生活中方便实操的调摄方法：

　　1. 作息规律。保证充足睡眠，别熬夜，避免长时间使用电脑、手机或看电视，注意改变用眼习惯。

　　2. 均衡饮食。多吃新鲜蔬果，少吃辛辣刺激性食物，若室内干燥，建议放盆水增加湿度。

　　3. 勤动眼。用热毛巾敷眼睛，每天 3~4 次，每次 10 分钟，没事眨眨眼，这个动作能让眼睛保持湿润。

　　4. 喝枸杞菊花茶。取枸杞 10 克、菊花 10 克，开水冲泡饮用，可清肝明目，缓解眼部疲劳和眼部干涩。如果症状比较明显，可配合食疗，食用车前子粥。取车前子 30 克、粳米 100 克，将车前子包入布包内，煎汁后放入粳米同煮为粥，可利水渗湿、养肝明目。

鼻塞、流涕、打喷嚏，到底怎样才能停

阳春三月，本是春暖花开、桃红柳绿，让人神采焕发的时节，但对30岁的张先生来说，却十分痛苦，原因是一开春，他的过敏性鼻炎就开始犯了，各种不适令他苦不堪言，最终不得不停下手中繁忙的工作来到诊室寻求针灸帮助。

张先生：安医生，听朋友介绍说针灸能治过敏性鼻炎，那您这儿有没有什么好办法能赶紧治治我这鼻子，我这成天鼻塞、流涕、打喷嚏的，弄得晚上睡不好，白天工作也没精神，太折磨人了。

安医生：你这症状有多久了？

张先生：反反复复得有十几年了，自打上学的时候就有了，每年一到春天就开始鼻塞、流涕、打喷嚏、眼睛发痒、流眼泪。

安医生：以前有用过什么药吗？

张先生：抗过敏药、鼻喷剂、中药都有用过。抗过敏药以前吃着还有效，现在加量了也不管用，鼻喷剂里有激素，也不敢用太多，中药太多太苦了，不能坚持吃。

安医生：长期服用抗过敏药容易产生耐药性，所以你现在吃了效果不好，激素类鼻喷剂确实也不适合长期使用，那我就给你扎针吧。

安医生为张先生制定了针刺治疗过敏性鼻炎的方案，穴取上星、印堂、迎香、颧髎、风池、尺泽、列缺、合谷等，每次留针30分钟，隔10分钟行针1次，并配合红外线照射治疗。针后不久，张先生立觉鼻塞的症状减轻，治疗信心倍增。

在完成一个疗程的针刺治疗后，张先生鼻部不适的症状几乎全部消失，为进一步巩固疗效，安医生又在张先生的上迎香进行了2次埋针治疗，让张先生摆脱了过敏性鼻炎这个老毛病的困扰。

安医生小讲堂

过敏性鼻炎是外界致敏原侵袭人体后使鼻黏膜产生非感染性慢性炎症的过敏性疾病，春季高发，以鼻痒、喷嚏、鼻塞、流清涕为主要临床表现，有时可伴眼结膜、外耳道、咽喉、软腭等部位的不适症状，严重时可引起支气管哮喘、鼻窦炎、鼻息肉、中耳炎、变应性结膜炎等并发症。过敏性鼻炎当前尚不能完全治愈，治疗原则主要是对症治疗，找到病因，切断过敏原，再结合药物和其他治疗手段，改善症状，防止复发，以提高患者生活质量。

针灸百花园

埋针，又称皮内针法，顾名思义就是将特制的小型针具（揿针）刺入腧穴部位皮肤内然后固定，并留置较长时间的一种针灸治疗方法。埋针可以对穴位进行持续的刺激，不仅可以长时间发挥治疗作用，还减少了传统针刺治疗需要每日扎针的麻烦，病人也可以通过自己按压穴位以加强刺激。此外由于皮内针极细短，不会直接刺激到神经末梢产生痛觉，更不会刺伤神经血管内脏，留针时也可随意活动，完全不会影响日常工作生活，易于人群接受。埋针可以通过长时间的刺激从而产生累积效应，适应面广，疗效显著。

适应证：

（1）各种痛症：偏头痛、三叉神经痛、颈肩腰腿痛、肋间神经痛、胆绞痛、痛经、牙痛等。

（2）内科疾病：感冒、咳喘、失眠、眩晕、恶心呕吐、面瘫、便秘、高血压、月经不调等。

（3）耳鼻喉疾病：各类鼻炎、中耳炎、耳鸣、耳聋、咽喉炎等。

（4）儿科系统疾患：小儿哮喘、久咳不愈、遗尿、消化不良、小儿抽动症等。

腧穴解密

迎香穴：

迎，即迎接，指到某个地方等候客人到来；香，泛指好闻的气味。迎香的意思是指该穴能使闭塞不通的鼻窍辨别香臭，故名。该穴在鼻翼外缘中点旁，当鼻唇沟中，具有疏散风热、通利鼻窍的作用，可以治疗鼻塞、鼻衄、口歪、胆道蛔虫等病症。

上星穴：

上，即上方；星，即星球，人头在上，形圆像天，穴位居头上，如星上天，故名。中医中有"鼻通天气，目比日月"之说，该穴在前头部正中（发际线正中直上1横指处），正为阳精所聚，为督脉之气所发，有疏风通窍、清利头目之功，可治疗鼻衄、鼻渊等各种鼻疾，头痛、眩晕、目痛等病症。

温馨提示

预防过敏性鼻炎发作的关键，首先是要远离过敏原，比如气味（油烟、冷空气、油漆味等），粉尘（花粉、尘螨、动物毛发等）；其次要加强体质锻炼，增强自身正气，提高抗病邪的能力。如果过敏性鼻炎症状严重，则需及时就医，以免病情进一步发展，甚至引发多种并发症。

还在为"咽炎"所苦恼吗

近些年来，工业发展迅速，大气环境污染日益严重，粉尘、异味气体的刺激及细菌、病毒感染都使得慢性咽炎的患者逐年增加。再加上人们的生活水平提高，养成诸多不良的生活习惯和饮食习惯，这些都是慢性咽炎的潜在风险。刚入秋，40岁的李先生自觉咽部干燥、红肿疼痛，影响吞咽和进食，遂来到安医生诊室就诊，寻求针灸治疗。

李先生：安医生，我最近常常出现喉咙干燥，有时候有点痛，感觉嗓子里有东西咳不出来也咽不下去，很是难受。

安医生：你这个情况出现多久了？

李先生：大概有半年了，其间也找过医生说是慢性咽炎，吃过一些利咽颗粒和胶囊，但感觉效果不是很好，想让您再给看看。

安医生：那您平时是做什么工作的？

李先生：我在小学当老师，平时讲课比较多，嗓子不舒服的时候会泡胖大海喝。

安医生：那您平时早上起来有干呕恶心吗？

李先生：早上起来刷牙的时候会有恶心。

安医生：平时吃饭怎么样？喝酒抽烟吗？爱不爱吃生冷油炸辛辣这些东西？

李先生：我不抽烟，偶尔会喝酒，比较喜欢吃油炸的。

安医生：那你之前有过鼻炎或者呼吸道的疾病吗？

李先生：我很早就得了鼻炎，一直也没有好。

安医生：你这个就是慢性咽炎，但这个病比较顽固，病程也比较长，不容易根治，一些西药的治疗效果也不是很理想，容易反复发作。

　　李先生：大夫，那您有没有好的治疗方案？

　　安医生：你可以试试扎针，效果还不错。

　　为李先生耐心解答完疑惑后，安医生随即着手为他进行了治疗，慢性咽炎日久缠绵难愈，本病的病机以阴虚为本，痰、热、瘀为标，故治疗以滋阴利咽为原则，穴位选用天突、廉泉等位于咽喉部的穴位，以解表祛邪，通利咽喉。另外循经取穴、远近配伍，选用照海、少商、曲池、足三里等腧穴。留针30分钟，10分钟行针1次，1天治疗1次，5次为1个疗程，经过2个疗程的治疗，李先生的症状得到明显改善，之后配合穴位贴敷、内服中药等疗法巩固治疗，1周后李先生的所有症状全部消失。

安医生小讲堂

　　慢性咽炎为咽部黏膜与黏膜下组织的慢性炎症，炎症可波及整个咽部，或者仅仅局限于鼻咽、口咽或者喉咽的一部分，常累及咽部的淋巴组织。多由急性咽炎反复发作、鼻部疾病、不良饮食习惯、环境污染等多种因素所导致。患者常出现咽部干燥、灼热、粗糙、微痛，如果咽痛症状逐渐加重可出现吞咽疼痛。咽痛可放射至两侧耳部及颈部，若炎症累及喉部，可以出现咳嗽、声音嘶哑等症状。此外，患者还可出现全身不适，头痛、食欲缺乏、口干、口渴、畏寒以及四肢酸痛等症状。

　　慢性咽炎属于祖国医学"喉痹""梅核气"范畴，病因病机比较复杂，多属本虚标实，本虚多为脾肾阳虚或肺肾阴虚，标实常为痰湿、寒湿、风热、血瘀等。肺肾阴虚，感风热邪气，则风热引动虚火上炎，成阴虚风热证候；脾肾阳虚运化无力，易感受风寒、寒湿，则湿阻痰生，成阳虚痰湿之证。阴虚血行滞涩，阳虚寒湿阻滞，则血行不畅，均能导致咽部脉络瘀阻，使正虚邪恋，病久不愈。

腧穴解密

天突穴：

天，在古代胸腔比作天；突，向外冲出，指烟囱。天突指胸腔向外突出的部位，故名天突。该穴位于胸骨上窝正中，正坐仰头取穴。具有宣肺止咳、理气降逆的功效，主治咳嗽、哮喘、咽喉肿痛、恶心、呕吐、瘿瘤、梅核气等病症。注：必须严格掌握针刺的角度和深度，以免伤及动、静脉和肺组织。

廉泉穴：

廉，同濂，指潮水盛大。本穴位于结喉上缘，人之口津在此分泌，当针刺此处时，可以分泌大量口津，故名"廉泉"。该穴位于喉结上方，舌骨上缘凹陷中。具有滋生津液的作用，主治口干舌燥、口舌生疮、舌强失语、舌下肿痛、聋哑、喉痹、咳嗽、哮喘、消渴等病症。

照海穴：

照，照射；海，大水。照海为阴经之阳穴，肾经经水在此大量蒸发，故名照海。该穴位于内踝尖下方凹陷中，具有滋阴降火的功效，主要治疗失眠、咽干咽痛、小便不利、小便频数、痛经、月经不调、下肢痿痹等病症。

温馨提示

除合理治疗外，良好的生活习惯对于慢性咽炎的调治也至关重要：

1. 戒烟戒酒，远离刺激性食物。
2. 合理安排饮食习惯。
3. 保持良好的心态，心情愉悦。
4. 加强体育锻炼，增强体质。
5. 注意通风，保持室内适宜的温度和湿度。

孩子咳嗽老不好，
试试针灸有奇效

冬春交替之季，气温变化大，加之儿童免疫力低下，在幼儿园或学校又容易交叉感染，导致不少孩子在这段时间出现发热、咳嗽等症状，而且即便是用了药，许多孩子也还是会反复咳嗽，迁延不愈。近日，一位5岁的小朋友便因患支气管炎，治疗1月余后仍存在咳嗽、咳痰等症状，被外婆带到安医生的诊室寻求针灸治疗。

家属：安医生，我这小外孙都咳嗽1个多月了，打针吃药都好不彻底，您看看可以针灸治疗吗？

安医生：孩子是怎么咳起来的？以前咳过没？

家属：就是1个多月前孩子受凉感冒后出现的，以前孩子感冒了也有咳嗽，但一吃药很快就好了，可这次就一直咳嗽。

安医生：孩子喘不喘，咳嗽有痰没？

家属：一直都不喘，刚开始的时候光干咳，没有痰，后面咳嗽的时候有痰，白黏痰，不好咳，现在偶尔会咳点清稀的白痰。

安医生：孩子是不是过敏体质，容不容易过敏？

家属：应该不是，孩子长这么大一直没有发现对什么东西过敏。

安医生：你们自己吃过什么药，去哪里看过没？

家属：起初我们自己在家给吃了感冒药和止咳糖浆，但没见好，后来去医院看，拍CT、验血做完后，医生说是支气管炎，给打了头孢还口服了些别的止咳化痰药，用药后孩子咳嗽是能好点，咳痰也减少了，但就一直断不了根，咳嗽还是反反复复的。

安医生：让孩子过来，我给他听听（双肺听诊呼吸音清，未闻及明显干湿啰音，未闻及胸膜摩擦音）。孩子肺上听着没有什么明显异常，咱就先扎针治疗吧。

安医生以宣肺止咳、健脾化痰为法，以背部腧穴为主，选大椎、定喘、风门、肺俞、肾俞、脾俞等穴，用0.30毫米×50毫米毫针针刺，行平补平泻法，配合红外线灯照射，每日1次。经过1周的治疗后，小朋友早晨起床时咳嗽明显减轻，咳痰也变少了。

安医生小讲堂

小儿支气管炎常继发于急性上呼吸道感染，即我们平时说的感冒，主要是病毒、细菌、支原体等病原体感染所致，以发热、咳嗽、咳痰或伴有喘息为临床特征。小儿支气管炎若未及时治疗，或治疗不彻底，咳嗽反复迁延不愈则容易发展成咳嗽变异性哮喘，导致长期咳嗽。该病属于祖国医学"咳嗽"等范畴，其病机为痰停于肺，肺失宣降而致咳嗽。脾主运化，升清降浊，小儿素体脾胃虚弱，加之容易饮食不节，导致脾失健运，水液运化失常，水饮滞留于胸膈，聚而成痰，停于肺络而引发咳嗽。在治疗上本病早期应积极进行正规治疗，明确病因，避免滥用抗生素。配合中药调理、小儿推拿、针灸等治疗常常可以收到满意的疗效。

腧穴解密

大椎穴：

大，有高起、开始之意；因第7颈椎棘突处脊椎骨较其他脊骨稍大高起，故名大椎。大椎穴亦是手足三阳经与督脉的交会穴，统帅一身之阳，为诸阳之会。该穴具有清热解表、截疟止痛、益气壮阳的功效，可以治疗肩颈疼痛、肺胀胁满、咳嗽喘急、疟疾、风疹、癫狂、小儿惊风、黄疸、颈肩部肌肉痉挛、落枕、感冒、小儿麻痹后遗症、小儿舞蹈病等病症。

定喘穴：

定喘穴为经外奇穴，在大椎穴左右旁开 0.5 寸处，具有宣肺止咳、降气平喘的功效，常与肺俞穴合用，以治疗支气管炎。

风门穴：

风门穴为足太阳膀胱经与督脉的交会穴，《普济方》记载风门穴灸百壮，可"治上气短气咳逆"，具有止咳平喘之功。

背俞穴：

背俞穴为脏腑之气输注灌输于背腰部的腧穴，可治疗相应脏腑疾病。慢性支气管炎病位在肺，疾病迁延日久可伤及脾肾，故针刺肺俞、脾俞、肾俞三穴可调整肺脾肾三脏的虚实，起到扶正补虚之效。

巧用针灸治哮喘

近年来，由于各类工业的迅猛发展，大气环境不断恶化，或直接或间接地导致了多种呼吸道疾病的发病率不断升高，而其中又以过敏性呼吸系统疾病为多见。近日，同为医务工作者的慧女士便因为反复迁延不愈的哮喘来到安医生的门诊欲寻求针灸治疗。

慧女士精神萎靡，一手叉着腰，一手捂着胸口，伛偻着身子气喘吁吁地走进了安医生的诊室。

安医生：你这是哪里不好了？

慧女士：安医生，我哮喘犯了，胸口憋闷、喘得很，胸口还有些痛。

安医生：你这病有多久了？

慧女士：从一开始算得有8年了，其间一直反反复复发作，这次发作已经有快3个月了，但西医对症治疗后一直没有好转。

安医生：你这次是怎么发作的，有什么诱因没？

慧女士：这次可能是因为太过劳累了吧，那天上班太忙了，结果下班回家后就有点喘、咳嗽，过一会儿就感觉明显加重了，还有点呼吸困难。

安医生：以前查过过敏原没，有没有对什么过敏的？

慧女士：之前查过过敏原，没有明确提示有对什么东西过敏，但是我8年前第一次发病的时候就是因为吃了荞麦面后进到了浓烟房间，然后当时就出现了喘息、呼吸困难、咳嗽等症状，后来每次吃荞麦面或闻到一些刺激性气味时就会反复发作。我平时用了免洗手消毒液后也容易发作。

安医生：那你应该还是对这些东西过敏的，平时还是要尽量避免接触。你平时在用什么药吗？

慧女士：平时一直用的是吸的药（信必可），急性发作的时候还用了沙丁胺醇，但之前发作的时候用这些都还能很快控制，可这次用了之后一直都不见明显缓解。

安医生：哮喘反复发作容易导致病情不断加重，需要长期有效地控制，那先这样吧，我先给你扎针，等症状缓解之后再进行埋线治疗。

随后安医生让慧女士取俯卧位，针刺上焦背俞穴和肩胛内侧排刺，并配合TDP照射，以调理脏腑气机。针刺3日后，慧女士的喘息、咳嗽等症状便得到了明显缓解，针刺10次后症状完全消失，随后安医生又为慧女士进行了背俞穴穴位埋线，加以巩固疗效。

安医生小讲堂

哮喘是由遗传与环境因素共同引起的慢性气道炎症，发病一般有两方面因素：

1. 遗传因素：目前认为支气管哮喘有明显家族聚集倾向，与多基因遗传有关。

2. 环境因素：①病原性因素。室内外变应原如尘螨、宠物、蟑螂、花粉、草粉等；职业性变应原如油漆、活性染料、面粉、饲料、木材等；食物变应原如牛奶、蛋类、鱼、虾、蟹等；药物因素如阿司匹林等。②非病原性因素。如大气污染、吸烟、冷空气等。另外剧烈运动、吸烟、药物、精神及心理因素等均可增加患病率。中老年人及儿童为本病高风险人群，因为中老年人随着年龄的增加，机体内各个组织、器官不断衰退，因此自身免疫力及抗病能力下降，更容易受细菌侵害。儿童身体发育尚未成熟，呼吸道管腔较细，黏液分泌不足、气管弹性较差，纤毛运动能力也较弱，清除细菌能力也较弱，容易引起细菌感染。专业的中医针药结合治疗对支气管哮喘病有很大的优势，通过提高患者免疫力，可有效减少发作，本病预后与正确的治疗方案关系密切，儿童哮喘通过积极而规范的治疗，临床控制率可达95%。轻症易恢复。病情重、气道反应性增高明显，或伴其他过敏性疾病者易反复发作，故呼吁广大患者朋友患病早期及时治疗，切勿延误病情，错失最佳疗效。

温馨提示

为有效预防控制本病，应做到以下几点：

1. 脱离过敏原：本病是由于患者接触到过敏原导致的疾病，所以一定要尽量找出过敏原，并且要尽量避免接触，过敏原包括植物、食物、尘螨等。平时要尽量保持室内的清洁与通风。

2. 适当锻炼：日常生活中一定要适当地加强体育锻炼，可以选择散步、游泳、瑜伽等运动，可以减少发病的次数。

3. 调节稳定情绪：平时要消除紧张情绪，避免情绪激动，减少刺激，可以多做些业余活动，放松心情。

耳鸣、耳聋怎么办

对于耳鸣患者来说，夜深人静时可能就是一天之中最难熬的时间，别人都已酣然入梦，而自己却被耳朵里持续不断的"嗡嗡"声吵个不停。近日，39岁的杨女士便因突发的耳鸣、耳聋来到安医生的诊室寻求治疗。

杨女士：安医生，我最近耳鸣挺严重的，感觉听力也有点下降，去西医院输了液也没见好转，听说针灸治疗耳鸣效果不错，所以想来试试看。

安医生：你耳鸣有多久了？

杨女士：有1周了。我以前也有过耳鸣，有点像那种低调的电流声，但只是晚上安静的时候才比较明显，白天就没有啥，一直没有重视过，这次是和家人闹矛盾，生闷气后，突然觉得右边耳朵胀闷不舒服，耳鸣也加重了，有时候白天都会觉得耳朵一直在嗡嗡作响，还有明显感觉听力也下降了。

安医生：你有高血压、糖尿病没？最近有没有用过什么特别的药物，比如链霉素、新霉素、庆大霉素之类的。

杨女士：这些都没有，去耳鼻喉科做检查的时候也没说有什么问题。

安医生：平时还有其他不舒服没？

杨女士：就是最近人比较烦躁，容易发火，晚上也翻来覆去睡不着，早上还觉得口干口苦，小便也很黄。

安医生：那再给你做个纯音听阈听力测试吧。

测试完成后，结合测试结果，安医生为杨女士做出了诊断。

安医生：你这在西医上讲属于感音神经性耳聋，从中医上讲就属于突然受到情绪刺激，导致肝胆火旺，火热致耳部脉络不通而导致耳鸣，可以通过扎针配合穴位注射营养神经的药物治疗。

杨女士：那一般需要治疗多久才能好呢？

安医生：一般1~2个疗程就可以收到明显的效果，具体因人而异。

紧接着安医生便为杨女士安排了治疗。治宜清肝泄热、聪耳开窍。以普通针刺＋头皮针治疗为主，选取听宫、听会、翳风、印堂、中渚、侠溪、太冲等诸穴远近配合，共奏疏通少阳经气、聪耳开窍之功。配合穴位注射甲钴胺注射液，以加强营养神经之效。穴位注射选翳风穴、听宫穴，每穴注射0.2毫升/次。治疗1周后，杨女士的耳鸣症状明显减轻。

安医生小讲堂

据流行病学调查显示，35%~55%的60岁以上人群存在不同程度的听力障碍，而其中10%以上的成年人群患有不同程度的感音神经性耳聋。感音神经性耳聋的发病机制尚不完全明确，可能与内耳微循环障碍、代谢障碍、病毒感染、免疫因素、遗传、年龄因素、噪声损害等相关。目前该病的主要治疗方法包括扩血管、营养神经、激素为主的药物治疗、高压氧、物理疗法等。中医学认为耳为肾之窍，为肾所主，少阳经入于耳中，故本病与肾、肝、胆关系密切。《黄帝内经·灵枢》："耳者，宗脉之所聚也。"耳通过十二经内联脏腑，建立起耳与五脏六腑的辨证关系，因此五脏六腑、十二经脉之气血失调皆可导致耳鸣。针灸疗法是祖国传统医学宝库的重要组成部分，临床中将针刺疗法与穴位注射结合治疗耳鸣耳聋的病案无数，且疗效俱佳。

耳门穴：

耳，即耳朵，这里指穴内气血作用的部位是耳朵；门，出入的门户也。本穴如同三焦经气血出入耳朵的门户，故名耳门。该穴在耳区，耳屏上切迹与下颌骨髁状突之间的凹陷中，具有开窍聪耳、泄热活络的功效。可以治疗耳聋、耳鸣、聤耳等耳疾，由于该穴邻近牙齿和面颈部，故还可治疗齿痛、颈颌痛等病症。

听宫穴：

听，指用耳朵接受声音；宫，即宫殿、房屋、居室的通称，指人们居住的地方。"目受血而视，耳受血而聪"，不管是耳鸣，还是耳聋，多与我们的听觉器官气血供应不好有关，该穴名意指小肠经体表经脉的气血由本穴内走体内经脉，如流入气血所处的宫殿，为听觉器官提供气血，故名。该穴位于面部，耳屏正中与下颌骨髁突之间的凹陷中，具有开窍聪耳的功效，可以治疗耳鸣、耳聋、聤耳等耳疾以及齿痛等病症。

听会穴：

听，指听见、接受；会，理解、懂得、明白。指该穴内的天部气血为空虚之状，无物阻隔声音的传递，使远处声音听亦能明，故名。该穴在面部，当耳屏间切迹的前方，下颌骨髁突的后缘，张口有凹陷处。该穴具有利胆开窍、清降寒浊的功效，可以治疗耳鸣、耳聋、齿痛、口眼㖞斜及中耳炎、腮腺炎、下颌关节炎等病症。

温馨提示

耳鸣患者应调整心态，转移注意力，不要太过在意耳鸣，不要过度紧张焦虑，如若感到耳鸣明显影响到了日常生活则应及时接受医生的诊治。在诊治过程中积极配合治疗，并且可积极主动发挥其他业余爱好来分散自己对耳鸣的注意力，调整生活节奏，多培养一些兴趣爱好。其次，避免在噪声环境下长时间逗留或过多地接触噪声，避免长时间佩戴耳机，避免或谨慎地使用耳毒性药物，尽量不要吸烟、饮酒，避免熬夜、过度疲劳，保持规律作息。定期体检，锻炼身体，注意监测血压、血脂、血糖情况，若出现高血压、高血脂、高血糖等应及时治疗。

谁的青春没有痘

经历过青春期的人几乎都有长痘的经历，面对镜子时常苦恼，即使使出浑身解数，顽强的痘子始终还在。青春痘，又被称作痤疮，有研究表明超过70%的青少年都会在某一时期患不同程度的青春痘，男生的发病率几乎高达100%，不要担心，这是正常的生理现象，只要方法正确就会逐渐自愈。近日，刚高考结束后的张同学在爸妈的陪同下来到诊室就诊，寻求针灸治疗。

张同学：这段时间脸上长痘很严重，之前也试过很多方法，但效果都不明显，经熟人介绍想来试试针灸有没有好的办法。

安医生：什么时候开始长痘的？

张同学：有2年多了，痘痘下去之后会再有新的长出来，几乎不断。

安医生：除了脸上有，前胸后背有没有？

张同学：背上有一些，但不是很多。

安医生：家里人有没有啊？

张同学：家里没有别人得过。

安医生：平时吃饭、作息怎么样？

张同学：爱吃甜食，炸鸡汉堡，因为备战高考晚上需要学习，压力也比较大。

安医生：之前治疗的时候用过什么药物？

张同学：吃过红霉素，外用过软膏，刷过酸，但是没有很好的效果，过一段时间痘痘还会冒出来，所以这次想过来看您有没有好的办法。

安医生：青春痘很常见，一般是不需要治疗的，主要还是跟遗传因素、激素水平、生活饮食习惯有关。我这的治疗主要是中医外治法，比如毫火针、刺络拔罐、刮痧等，效果很明显，复发率低。

为张同学耐心解答完疑惑后，安医生随即着手进行了治疗，中医中痤疮又名为"肺风粉刺"，认为多是由于热邪、湿邪蕴结于肌肤所致，故治疗多采用清热解毒、散郁消痤，选取督脉和阳明经的穴位，如大椎、合谷、曲池、内庭、阳白、四白及皮损局部进行毫火针治疗，以达到清热活血、解毒散结的作用，留针30分钟，15分钟行针1次，1天治疗1次，5次为1个疗程，毫火针疗法是将毫针的针尖用火烧红发白后，迅速准确垂直刺入痤疮局部区域，随后迅速出针，针刺深度一般为2～4毫米，针刺后再用棉签轻轻挤压痤疮脓血性分泌物、粟米样内容物，面部进针重复次数应相应减少。1个疗程后，张同学脸上的痘痘得到明显改善，之后进行2个疗程的巩固治疗，其间配合大椎穴的刺络拔罐，足太阳膀胱经的刮痧疗法，张同学脸上的痤疮几乎全部消失。

安医生小讲堂

痤疮属于临床常见病，是毛囊皮脂腺的慢性炎症性皮肤病，好发于青春期的男性和女性。痤疮的病因尚未明确，主要与遗传因素、雄激素水平、皮脂分泌、细菌感染、炎症反应等因素有关。痤疮多发于面部、胸背等皮脂分泌旺盛部位，皮疹初起多为粉刺、丘疹及脓疱，甚至伴有囊肿、结节、疤痕和色素沉着等，易反复发作。此外患者可能会出现焦虑和抑郁，需配合心理疏导。治疗主要以局部外用维A酸类药物，口服抗生素治疗，也可以采用物理疗法例如刷酸治疗、激光治疗。痤疮在祖国医学中又名"肺风粉刺"，认为多是由于热邪、湿邪蕴结于肌肤所致，在《医宗金鉴》中有"肺风粉刺，此症由肺经血热而成"的记载。本病病位在肌肤腠理，与脾、胃、肠关系密切。基本病机为热毒淤滞肌肤。

腧穴解密

大椎穴：

椎，指颈椎。第 7 颈椎在颈椎中最大，岐伯曰："背中大腧，在杼骨之端。"该穴故名"大椎"。大椎位于第 7 颈椎棘突下，后正中线上。该穴主要具有解表清热、温通阳气的作用，能够治疗发热、咳嗽、哮喘、项强、肩背痛、癫狂、痫症、中暑、霍乱、呕吐、疟疾、痤疮等病症。

四白穴：

四，指四面八方，广阔的意思；白，指光明。针刺该穴能够使得眼睛明亮，故名"四白"。该穴位于瞳孔直下，当眶下孔凹陷中，具有清热明目、疏风通络的作用。生活中能够治疗目赤肿痛、目痒、迎风流泪、头痛晕眩、面瘫、口眼歪斜等疾病。

阳白穴：

阳，头为诸阳之会；白，与足阳明之四白义同，指光明，能够治疗目疾，故名"阳白"。该穴位于瞳孔直上，眉上 1 寸，具有清热止痛、宁心安神的作用，能够治疗头痛、头晕、目赤肿痛、眼睑瞤动、面瘫等疾病。

温馨提示

1. 注意饮食，避免吃油炸食品、奶制品、甜食，少吃辛辣、刺激性食物，多食用富含维生素 B 的蔬菜、水果，保持营养均衡。

2. 避免熬夜，注意休息，防止暴晒。

3. 清洁面部选取性质温和的洁面用品。

4. 适当的心理疏导。

33

打嗝停不下来怎么办

"呃逆"俗称打嗝，几乎每个人都有亲身体验过，其中绝大部分呃逆在数分钟至数小时内均可自行缓解，无须过多担心，但有一部分人群的呃逆却可持续数天之久，给日常的生活工作带来严重困扰。近日，42岁的畅先生便因为持续了5天的呃逆，来到诊室寻求针灸治疗。

畅先生：安医生，我这打嗝都持续5天了，而且是越来越严重，听朋友说您这儿扎针能治打嗝，我就特地过来了。

安医生：你这有什么诱因没？

畅先生：我就是5天前和朋友一起吃饭多喝了几杯酒，然后就开始了，刚开始的时候还没那么严重，打嗝还没那么频繁，也没咋重视，后来因为嗓子疼，我就吃了点抗生素，结果吃了药后感觉打嗝慢慢加重了，基本上隔个三五秒钟就要"呃"一声，幅度也比以前大，弄得晚上都睡不了觉。

安医生：还有什么别的不舒服的地方吗？

畅先生：老觉得胃胀不舒服，大便也干燥不好解。

安医生：我给你号个脉，看看舌苔（诊后判断为舌质红，苔黄腻，脉滑略数）。

安医生：你有用过什么药吗？

畅先生：我自己吃过吗丁啉和沉香化气片，但也都没什么效果。

安医生：你这属于顽固性呃逆，是酒精刺激胃肠道和呼吸道引起的，口服抗生素致使病情加重，可以扎针治疗。

畅先生：那像我这么顽固的打嗝，需要扎多久才能治好？

安医生：针灸治疗呃逆一般效果立竿见影，很快就能缓解症状，扎上几次就好了。

随后安医生立即为畅先生施以针刺治疗。考虑畅先生呃声响亮，气冲有力，持续不止，伴有脘腹满闷，大便干结，舌质红，苔黄腻，脉滑略数。辨证为胃火上逆，治以清热利膈、和胃降逆。针刺取穴以攒竹、膻中、中脘、梁门、天枢、气海、内关、足三里、公孙、膈俞等，方氏头针取中焦区域，其中攒竹、内关行针采用重刺激，针15分钟后患者"呃、呃"声停，留针30分钟后起针，交代患者注意事项及日常调护，建议巩固治疗2次加强疗效。

安医生小讲堂

呃逆由膈肌和其他呼吸肌突发的不自主强有力痉挛性收缩引起，继而出现声门突然关闭而终止，伴发短促而有特征性的"呃、呃"声。西医称为膈肌痉挛，是由于膈神经、迷走神经受到刺激，引起膈肌、肋间肌不自主地同步强烈节律性收缩，使喉头产生痉挛发出短促响亮的声音。本病与日常生活方式有关：进食过多或饮用过多碳酸饮料后导致胃扩张，这是呃逆最常见的原因，该反射过程也可被辣椒、酒精、吸烟和其他胃肠道或呼吸道刺激物所诱发。中医学中呃逆病有虚实寒热之分，实者多气痰火郁所致，虚者有脾肾阳虚和胃阴不足之别，《景岳全书》中指出："因其呃呃连声，故今人以呃逆名之……呃逆之大要，亦惟三者而已，则一曰寒呃，二曰热呃，三曰虚脱之呃，寒呃可温可散，寒去则气自舒也。热呃可降可清，火静而气自平也。惟虚脱之呃，则诚危殆之证，其或免者，亦万幸矣。凡诸治法，当辨如下。"胃失和降、气逆动膈是本病主要的发病机制。

腧穴解密

攒竹穴：

攒，簇拥、围聚、聚集；竹，竹子，其特点是群生群长，疏密有度。攒竹穴位于眉头，而眉头的眉毛像簇拥而生的竹子，故名。该穴在面部，眉头凹陷中，额切际处，具有明目、清脑、活血止痛的功效，可以治疗头痛、眉棱骨痛、眼睑𥉡动、眼睑下垂、目视不明、目赤肿痛、急性腰扭伤等病症。

内关穴：

内，即里，相对于外而言，这里代指五脏中的心脏；关，关卡，指事物的枢纽或重要的转折点。该穴是心包经上腧穴，心包的主要作用就是"代心受过"，而该穴既可以治疗心动过缓，又可以治疗心动过速，正是保护心脏的一个至关重要的关卡，故名内关。该穴在前臂前区，腕掌侧远端横纹上 2 寸，掌长肌腱与桡侧腕屈肌腱之间，具有宁心安神、理气止痛的功效，不仅可以治疗心痛、心悸、胸闷、胸痛等心胸病症，还可以治疗胃痛、呕吐、呃逆等胃疾，以及失眠、癫痫等神志病症和上肢痹痛、偏瘫、手指麻木等局部病症。

温馨提示

本病常因饮食不节、情志不遂或正气亏虚而引起，故而应注重日常调护：

1. 不要胡吃海喝，平时吃饭细嚼慢咽，避免进食过快，同时也要避免进食过多，避免过食辛辣刺激、寒凉食物，减少饮用碳酸饮料、吸烟饮酒等。

2. 调畅情志，得了本病及时进行心理干预，可配合放松训练、听舒缓音乐等，解除思想顾虑和焦虑心理。

一觉醒来，口歪眼斜了

春节前夕，戴着帽子、口罩、墨镜，面部被捂得严严实实的李女士在丈夫的陪同下来到针灸科就诊，进入诊室后，李女士刚一卸下口罩，安医生便看出了端倪……

李女士：安医生，您看看我今天一早起来就发现自己嘴歪了，脸斜了，眼睛也闭不上了，这是咋回事儿啊？

安医生：你皱眉、鼓气一下给我看看可以吗？

李女士：左边眉头皱不起来，嘴巴也会漏气。

安医生：你这是面瘫了。

李女士：我最近一直在家隔离，家里挺暖和的，也没受凉吹风，怎么还会得面瘫呢？

安医生：面瘫可不是只有受凉吹风了才会得，与人体抵抗能力、免疫能力下降也密切相关。

李女士：那我还需要做什么检查吗？

安医生：一般来说需要查肌电图和血常规，肌电图可帮助评估后期的恢复情况，血常规可以帮助我们判断有无病毒感染，是否需要抗病毒治疗。

李女士：那我这个面瘫该怎么治疗呢？会不会留后遗症？

安医生：咱们中医主要就是针灸治疗了，同时还会配合一些药物辅助。但由于各个病人的体质及病情程度不一，疗效和恢复时间差异也较大，通常治疗越早，疗效往往也更明显。大部分患者在 2 周到数月后多可痊愈。

在解答完李女士的疑问后，安医生便着手为她进行了治疗。

发病后第 1 周属急性期，此期病情可能会继续加重，治疗应以祛风散寒为主，以减轻面神经水肿、缺血症状，取阳白、鱼腰、太阳、颧髎、地仓、颊车、承浆、水沟、合谷等穴浅刺，得气后留针 30 分钟，每日 1 次，连续治疗 5 天后休息 2 天。1 周后进入静止期，此时以调理脾胃、补益气血为主，用穴在之前的基础上再加足三里、三阴交、百会等，同时增加红外线烤灯辅助治疗。仅仅在完成 2 周 10 次的治疗后，李女士的面瘫便已恢复了十之七八，在正常表情下几乎已经看不出面部五官的歪斜了。随后李女士又继续进行了 1 周的巩固治疗，治疗结束时口眼歪斜等症状均基本消失。

安医生小讲堂

面瘫，也叫面神经麻痹，是指因面神经损伤而导致的面部表情肌瘫痪，典型表现就是脸歪、嘴歪、不能闭眼，部分患者可能还会出现味觉障碍、听觉过敏、耳部疼痛和耳道疱疹等症状。引起面瘫的原因有很多，常见的病因有受凉、病毒感染、耳部疾病、颅脑肿瘤和外伤等，此外，饮食起居不规律，熬夜、长时间使用电子产品、精神紧张、惶恐不安、身心疲惫……诸多因素亦可造成人体抵抗力下降，导致面瘫发生。此外大家还应注意，不仅只有面瘫会突然出现口眼歪斜的症状，如果同时还伴有言语不清、意识障碍、站立不稳甚至摔倒等症状的话，应考虑中风的可能，可危及生命安全，须及时送医。

腧穴解密

地仓穴：

地，脾胃之土也，即脾胃在五行属土；仓，收藏谷物的建筑物。《素问·灵兰秘典论》中说："脾胃者，仓廪之官。"且脾开窍于口，穴在口旁，口以入谷，故名地仓。该穴在面部，口角旁开0.4寸，具有祛风止痛、舒筋活络的功效，可以治疗口眼歪斜、流涎、眼睑瞤动、齿痛、颊肿、面神经麻痹、三叉神经痛等局部病症。

鱼腰穴：

鱼，指鱼类；腰，胯上胁下的部分，在身体的中部。鱼腰穴在眼眉，形状如鱼，又因本穴位于其中点，故名。该穴位于额部，瞳孔直上，眉毛中，具有镇惊安神、疏风通络的功效，可以治疗目赤肿痛、眼睑下垂、近视、急性结膜炎、面神经麻痹、三叉神经痛等病症。

合谷穴：

合，汇也，聚也；谷，两山之间的空隙也。合谷是指由于本穴位处手背第一、二掌骨之间，肌肉间间隙较大如山谷，因而三间穴传来的气血在本穴处汇聚，故名。该穴在手背，第一、二掌骨间，当第二掌骨桡侧的中点处。或以一手的拇指指骨关节横纹，放在另一手拇、食指之间的指蹼缘上，当拇指尖下是穴。它具有镇静止痛、通经活络、清热解表的功效，可以治疗发热、头痛、目赤肿痛、鼻衄、咽喉肿痛、齿痛、耳聋、面肿、口眼歪斜、中风口噤、热病无汗或多汗、消渴、黄疸、痛经、经闭、滞产等病症。

水沟穴：

水沟穴又名人中穴，因该穴正处在鼻之下、口之上，中医有"天食人以五气，天气通于鼻；地食人以五味，地气通于口"之说。也就是说该穴在天之下、地之上，人在天地之中，故名人中。此穴又名水沟，因为其形状似水沟，故名之。水沟穴位于人体的面部，当人中沟的上1/3与中1/3交点处，具有清热开窍、回阳救逆的功效，是危急重症的急救要穴之一，可以治疗昏迷、晕厥、暑病、癫狂、痫病、急慢惊风、鼻塞、鼻衄、齿痛、闪挫腰痛等病症。

牵正穴：

牵，拉着使行走或移动；正，符合标准方向，跟"歪"相对。牵正，指在牵拉作用下，使歪斜之处回归正常位置，故名。该穴在耳垂前0.5～1寸，与耳中点相平处，具有祛风清热、通经活络的功效，可以治疗口眼歪斜、口疮、牙痛、腮腺炎等病症。

颧髎穴：

颧，眼眶下面，两颊上面突起的部分；髎，中医指骨节间的空隙，多用于穴位名。该穴位于目外眦直下，颧骨凹陷处，故名。它具有祛风消肿的功效，可以治疗口眼歪斜、眼睑瞤动、齿痛、三叉神经痛等局部病症。

温馨提示

面瘫后期调摄建议：

1. 注意避风寒，严禁吹风，冷水浴面。

2. 防止感冒、病毒感染，以防复发。

3. 经常对着镜子进行面部肌群的功能训练，咀嚼口香糖，多做鼓腮、吹气、闭目、扬眉等表情和动作，以促进面部肌群功能的恢复。

4. 戒除烟酒，禁食肥甘厚味之品。

5. 注意休息，避免疲劳。

下巴掉了怎么办

开怀大笑本是一件大家很开心时自然而然做出的一个举动，但对于颞下颌关节紊乱综合征患者而言，他们却不得不控制住自己的笑容，因为一不小心他们便会"笑掉下巴"。

近日，29岁的苏女士便因为自己大笑时下巴"掉"了，来到安医生的诊室寻求诊治。

苏女士一手托着疼痛的下巴，用含糊的语言向安医生诉说了自己的病情……

苏女士：安医生，这下巴可折磨得我太难受了，弄得我是说话说不清、吃饭嚼不动，喝水也要呛着，还酸疼得厉害，治了一个多月，做了手术也没好，您这儿有什么好办法吗？

安医生：你这是怎么造成的，有什么诱因吗？

苏女士：就是一天和朋友开玩笑时大笑了一下，结果当时就感觉下巴咯噔一下掉下来了，然后就怎么也闭不上了。

安医生：你以前下颌有脱位过没？

苏女士：没有过，只是吃饭的时候会感觉到左边耳朵前面会发出咯噔咯噔的声音，时不时还有些酸痛，但一直也没有太在意过，没想到最后弄成这样了。

安医生：之前去医院就诊的时候有做过检查没？

苏女士：拍了X线片，今天也带来了，给您看看。

安医生：你这就是典型的颞下颌关节紊乱病，不过不用太过担心，这病是针灸的优势病种，坚持规范治疗是可以治愈的。

随后，安医生为苏女士安排了治疗，以针刺为主，选取下关、听宫、颊车、阿是穴、合谷穴等，采用平补平泻法，留针30分钟，其间行针2次以加强穴位针感，并配合红外线照射。第一次治疗结束后，苏女士便觉张口活动较前稍灵活，疼痛有所减轻，对神奇的针刺疗效惊叹不已。

苏女士：安医生，你这效果太好了，这疼痛立马就减轻了，活动也比刚才好多了，针灸真神奇。

安主任：针刺治疗非器质性改变颞下颌关节紊乱综合征确实疗效不错，但需坚持按疗程系统治疗，否则容易复发。

安医生小讲堂

颞下颌关节紊乱病，又称颞下颌关节紊乱综合征，是口腔颌面部常见的疾病之一，常见于20～30岁的青壮年，多为单侧发病，亦可双侧同病。本病的发病原因目前并不十分明确，一般认为是先天生理解剖结构缺陷、咬合习惯、免疫因素、社会心理因素等多种因素共同导致的。临床主要表现为耳前颞颌关节区或关节周围肌肉的疼痛、酸胀、关节弹响或杂音，以及关节运动、开张度、开口型异常等。本病的发展有3个阶段：功能紊乱阶段、结构紊乱阶段、关节器质性破坏阶段，前两个阶段通过保守治疗均可获得满意的疗效，若进展到第三个阶段则容易造成不可逆的损害，治疗难度大。所以在大家发现了下颌关节的异常症状后应及时就诊，早期干预，以获得良好的预后。

以下为自我检测是否存在颞颌关节紊乱的简易方法：

1. 按压咀嚼肌，局部出现肌肉的疼痛、酸困感。

2. 摸着颞颌关节（耳前约1横指处）行开闭口运动，在张闭口时感觉卡顿或有弹响。

3. 在做张闭口动作（上下开口约4厘米）或上下排牙齿做左右移动（移动幅度约1厘米）时，颞颌关节出现疼痛感。

下关穴：

下，下沉、向下，指代浊重水湿等属阴、性质向下的物质；关，指关卡、关口。下关，是与"上关"相对而言的，本穴在颧弓之下，故名。另一说法是指本穴在下颌关节线"牙关"处，故名下关。

该穴在面部，位于耳前，上关穴直下，当颧弓的下缘与下颌切迹之间的凹陷中，具有疏风清热、解痉止痛的功效，可以治疗耳聋、耳鸣、聤耳等耳疾。由于该穴在头面部，故还可治疗齿痛、面痛、口眼歪斜、口噤等面口病症以及癫狂痫。

颊车穴：

颊，指穴所在的部位为面颊；车，运载工具也。颊车名意指本穴的功用是运送胃经的五谷精微气血循经上头，若有车载一般，故名颊车。该穴在面颊部，下颌角前上方，耳下大约1横指处，咀嚼时肌肉隆起最高处，按之凹陷处。该穴具有祛风清热、开关通络的功效，可以治疗牙痛、面神经麻痹、三叉神经痛、腮腺炎、下颌关节炎、脑血管病后遗症、甲状腺肿等病症。

温馨提示

颞下颌关节紊乱症患者平时的预防调护对本病的康复也有着十分重要的作用，在日常生活中大家应注意以下几点：

1. 不要长时间地说话和唱歌，避免张口大笑。

2. 饮食上不要吃过硬、难咀嚼的食物。

3. 避免打哈欠时过度张口，或用手辅助托住下巴。

4. 在需要长时间张口时，可适当按摩咀嚼肌。

5. 减轻压力及紧张情绪，保持轻松愉悦的心情。

25 岁的年纪却 是 52 岁的颈椎

现如今科技飞速发展，手机、电脑等电子产品在给我们的工作生活带来便利的同时也给我们的身体健康埋下了隐患，而颈椎病正是其中之一。近年来颈椎病发病率逐年攀升，发病人群也越来越趋于年轻化，让不少"小年轻"苦不堪言，今年 25 岁的小高便是其中之一。

小高：安医生，最近我这脖子肩膀又僵又硬，一转头更是痛得不行，难受得我啊……

安医生：来，我先给你检查一下。

随即进行了颈椎专科查体。

安医生：你这脖子上的肌肉咋这么僵硬，你是做什么工作的，平时埋头多不多？

小高：我是做软件开发的，每天工作都要低头对着电脑七八个小时，闲下来的时候就喜欢玩玩手机，确实每天埋头的时间挺多的。

安医生：照这么看来，综合考虑你这个情况多半还是颈椎病。

小高：啊，不会吧！我还这么年轻就得颈椎病了？

安医生：这样吧，咱们再拍个片子看看，看看你这个情况严不严重。

做完检查后，小高拿着片子和报告回到诊室复诊。

安医生：你看看，你这脖子都直了，椎体边缘还有骨质增生，就是典型的颈椎病。

小高：那我这个好治吗？得治多久？

安医生：你这个一般治上 2 个疗程基本就能得到比较满意的效果，但后期生活习惯上还是要注意，多锻炼，不然还是容易复发。

随后安医生便为小高安排上了治疗，以针灸为主，配合推拿按摩。针刺穴位取风池、风府、天柱、哑门、颈夹脊、肩井、肩髃、肩髎、天宗、秉风、曲垣、百会、四神聪等穴，针刺得气后留针 30 分钟，每 10 分钟行针 1 次，配合 TDP 照射。第一次治疗结束后，小高便感觉脖子轻松了很多，治疗 5 次后疼痛僵硬感便好了一大半，坚持完 2 个疗程的治疗后，小高彻底痊愈，回归到了正常的工作生活当中。

安医生小讲堂

颈椎病是临床常见的退行性骨关节病之一，其具体病理表现为颈椎间盘发生退行性改变、颈椎骨质增生或曲度改变，导致颈神经受压及相关肌肉劳损，出现颈部僵硬、疼痛或伴有上肢麻木、头晕等症状。颈椎病的发生可分为外因和内因，外因多与不良的生活习惯有关，如长期伏案工作、长时间低头玩手机、睡觉姿势不当、颈部受凉等；而内因主要是颈椎退行性改变，颈椎先天性椎管狭窄、颈椎畸形等。目前颈椎病的治疗主要分为保守治疗和手术治疗，临床上绝大部分的颈椎病都可通过保守治疗方案取得不错的疗效，只有部分严重的颈椎病需要手术干预。针灸和推拿是传统医学中治疗颈椎病的重要方法，具有疏通经络、行气活血的功效，可快速有效缓解肌肉酸困、疼痛，改善眩晕等症状，减轻患者痛苦。

此外，大家平时也可通过以下症状初步判断自己的颈椎是否出现了问题，以尽早诊治：

1. 出现头、颈项、肩部的疼痛和僵硬等症状，有相应的压痛点，考虑颈型颈椎病，是最轻的一型。

2. 除了头、颈、肩疼痛以外，还有上肢放射痛或感觉异常，如麻木、疼痛、发冷等。同时可有上肢抬举困难，手指活动不灵活，重者可能肌肉萎缩，当头部或上肢姿势不当，或突然牵撞患肢可发生剧烈的闪电样锐痛。出现上述症状考虑颈椎病里发病率最高的一型：神经根型。

3. 以头晕为主，头颈转动时头晕加重，可猝然昏倒，属于椎动脉型。

4. 如果出现四肢乏力、脚踩棉花感、行走困难、持物不稳，那么一定得高度重视了，这是颈椎病最严重的一型，随着病情加重，是可能出现不同类型的瘫痪的。

5. 如果出现眼部症状如头昏眼花、眼痛、流泪、视物不清等，颜面部出现潮红，有心脏症状如心慌、胸闷、无力、头颈四肢出汗异常等，出现这些问题，可能大家不会考虑到是由颈椎病引起，但这就是交感神经型的临床表现。

6. 混合型，即以上几型混合出现。在临床上，以上各型很少单独出现，最为常见的是同时存在两型或两型以上的各种症状。

（除了自己根据症状初步判定，如果要确诊，还是应该到正规医院由专业医生做相关查体和辅助检查。）

温馨提示

适当的活动锻炼，可增强人体的适应及代偿能力，进而使颈椎病的各种症状得以缓解、减轻或消失。为增强人体适应和代偿能力，现介绍颈椎病防治导引功法如下：

第一式　提肩缩颈

左足向左跨出半步，两足平行，与肩同宽，双手叉腰（拇指向后）。挺胸收腹，自然而立。目视前方，安心静虑，调匀呼吸，是为中立位。然后，双肩徐徐提起，并向下缩颈，同时徐徐吸气，以意领气下沉至下丹田之气海，稍停片刻。再徐徐向外呼气，同时双肩慢慢放下放松，头颈也随之自然伸出，还原至中立位。如此反复7~9次。

第二式　头与颈争

接上式中立位，头颈慢慢向上拔伸，两肩缓慢下沉，同时徐徐吸气扩胸，使气积充于上丹田之膻中穴，稍停片刻，再徐徐呼气，随之头肩胸也还原至中立位。如此反复7~9次。

第三式　前俯后仰

接上式中立位，缓慢仰头后伸，同时徐徐吸气在胸。然后慢慢回至中立位后，再继续向前低头，同时徐徐呼气至尽，并使下颌抵于前胸。再仰头吸气，低头呼气，如此反复7~9次，抬头至中立位。

第四式　苍龙摇头

接上式中立位，头慢慢歪向左侧，同时徐徐吸气，至左耳贴左肩后，头再慢慢回至中立位，同时徐徐呼气至尽。然后，头再慢慢歪向右侧，同时吸气，至右耳贴右肩后，头再慢慢回至中立位。如此反复7~9次。

第五式　依栏观莲（哪吒探海）

接上式中立位，头慢慢转向左下方，同时徐徐吸气，目光注视左下方，势如依栏观莲之状。头再慢慢回至中立位，同时徐徐呼气。然后，头再慢慢转向右下方，同时吸气，目光也随之注视右下方。头再慢慢回至中立位，同时呼气。如此反复7~9次。

第六式　犀牛望月

接上式中立位，头慢慢转向左上方，同时徐徐吸气，目注视左上方，势如犀牛回首望月之状。头再慢慢回至中立位，同时徐徐呼气。然后，头再慢慢转向右上方，同时徐徐吸气，目视右上方。头再慢慢回至中立位，同时徐徐呼气。如此反复7~9次。

第七式　抱头屈颈

接上式中立位，双手十指交叉合抱放于脑后，先吸气再呼气，随着呼气，抱头屈颈慢慢低头，使下颌贴胸前，再随着徐徐吸气，将头慢慢抬起至中立位。如此反复7~9次。

第八式　抗阻仰头

接上式中立位，双手十指仍交叉合抱放于脑后，慢慢向后仰头，同时徐徐吸气扩胸。头再慢慢回至中立位，同时徐徐呼气。如此反复7~9次。

以上八式，动作要缓慢进行，不可过急，也不可勉强用力，总以舒适流畅，取其自然活动为宜。调匀呼吸，随呼吸而动作尤为必要。切忌颈部大幅度的迅速旋转活动，以免发生头晕等不良反应。

"五十肩"的困扰

到了中年后，很多人都会出现肩膀的疼痛、僵硬、活动不利等症状，近日55岁的张女士便因为肩部反复疼痛、活动受限不断加重，严重影响了自己的生活，便在朋友的介绍下来到诊室寻求帮助。

张女士：安医生，我最近肩膀特别痛，尤其是晚上睡觉翻身时，感觉像刀割一样，直接把人疼醒，您赶紧给我看看到底怎么回事？

安医生：什么时候开始疼的啊？

张女士：我这两年肩膀一直都有点不舒服，特别是伸手拿高处的东西和梳头的时候，就感觉抬不起来，使劲抬起来时还有点痛，但也没有太重视，也没有治过，前段时间降温，我晚上可能没盖好被子着凉了，早上起来穿衣服、洗脸、梳头时就觉得很费劲，肩膀特别疼。

安医生：来，我给你查一下体。

（安医生在张女士肩关节周围触到明显的压痛点，肩关节外展实验阳性，梳头实验阳性。）

安医生：你以前有没有得过风湿？肩膀有受过外伤没？

张女士：都没有，只是以前帮孩子带娃劳累过，肩膀大概就是从那个时候开始痛的。

安医生：那这样，我先给你拍个片子，看有没有骨头的问题。

安医生：看片子骨头没有啥问题，你这就是肩周炎。

张女士：安医生，那我这个病能治好吗？

安医生：你放心，肩周炎是我们针灸推拿的优势病种，只要能尽早进行治疗和功能锻炼，通常都可以取得比较满意的效果，你只需要坚持配合治疗，适当锻炼，平时多注意肩部保暖就行了。

接诊结束后，安医生为张女士制定了治疗方案，早期疼痛明显，此时治疗以通经活络、舒筋止痛为主，穴位选取阿是穴、巨骨、肩髃、肩髎、肩贞、肩前、天宗、臂臑、曲池等，使用毫针针刺，平补平泻法，每日1次，每次留针30分钟，10日为1个疗程，并配合红外线治疗仪辅助治疗，起针后进行简单的理筋手法，但切记不能简单粗暴，用力应适度，以患者耐受为度。

1个疗程的治疗后，张女士的疼痛明显减轻，睡眠质量得到了明显改善。肩周炎的病程比较长，安医生之后又进行了2个疗程的巩固治疗，并嘱张女士进行适度的功能锻炼，通过1个多月的巩固治疗，张女士的所有症状全部消失，回归到了正常的生活中。

安医生小讲堂

肩周炎是指以肩关节疼痛僵硬、活动受限为主要症状的一组临床综合征，又称肩关节周围炎，是肩关节周围软组织的一种退行性无菌性炎症。因其发病年龄多在50岁左右，故又称"五十肩"。肩周炎是人体进入中老年时期的一种常见病、多发病。发病初期多表现为肩部肌肉酸沉疼痛，使不上劲。其发病原因，大多认为是由于人体进入中老年之后，体内免疫机能发生改变，加之肩部长期活动引起的软组织慢性劳损，致使肩周某些肌肉筋膜滑囊产生退行性炎症反应，或遭受创伤及风寒侵袭等而诱发。早期若得不到正确的治疗，或因怕疼而减少了肩部的活动，久之则形成肩部肌肉筋膜滑囊的粘连，而发展为中期，产生活动受限。若仍得不到正确的治疗和活动锻炼，久而久之则肩周肌肉筋膜滑囊全部粘连，而变得强直僵硬，甚至萎缩，而发展成后期。此时治疗则颇棘手。

因肩周炎的不同发展时期，而表现出不同的症状，并有不同的命名，可分为以下3期：

1．初期：主要表现为肩关节周围疼痛，是因肩关节周围的肌肉、韧带、筋膜、滑囊等软组织的长期慢性劳损，以及退行性无菌性炎症，或创伤反应性炎症而引起，故又称"炎症期"。受风着凉是本症的发病诱因，故中医称此期为"漏肩风"。

2．中期：主要表现为肩关节的活动受限，可产生前屈、抬举、外展、后伸等不同方向、不同程度的活动受限。是因肩关节周围的某些肌肉韧带、筋膜滑囊的粘连而引起，故又称"粘连期"。中医称此期为"肩凝症"。

3．后期：主要表现为肩关节强直僵硬固定于下垂姿势。是因肩关节周围的肌肉韧带、筋膜滑囊广泛的粘连所致，犹如冻结，故又称"冻结期"。中医称此期为"冻结肩"。

腧穴解密

肩髃穴：

肩，指穴所在部位；髃，肩前也。在肩峰前下方，在肩峰与肱骨大结节之间，上臂平举时，肩部出现2个凹陷，前方的凹陷就是肩髃穴，为手阳明经与阳跷脉之会。该穴具有疏通局部气血、祛风除湿的功效，主治肩中热、肩臂疼痛、手臂挛急、半身不遂、热风瘾疹等病症。

肩髎穴：

肩，指穴所在部位；髎，缝隙也。穴在肩后髎隙间，故名肩髎。该穴在臂外展时，肩峰后下方呈现凹陷处，与肩髃相对。具有舒筋活络、疏通气血的作用，主治肩臂疼痛、肩重不能举、胁肋疼痛等病症。

肩贞穴：

肩，指穴所在部位；贞，在古代指占卜问卦。该穴能扶正祛邪，治疗肩部疾病，以端其正，故名。肩正在肩关节后下方，腋后纹头上1寸处取穴。具有舒筋活络、通利关节的作用，主治肩胛疼痛、手臂痛麻、瘰疬、耳鸣耳聋等病症。

肩前穴：

肩，指穴所在部位；前，前部。该穴属于奇穴，肩三针之一，在肩部，当腋前皱襞顶端与肩髃穴连线的中点处。主治肩臂内侧疼痛、上肢关节痛、上肢瘫痪、臂不能举等病症。

温馨提示

肩周炎的自愈能力是很强的，大部分患者，在初期通过活动锻炼可不治自愈。中后期患者，虽有粘连，通过适当的治疗，配合功能锻炼，大多取得较好效果。绝大多数患者，经过两三年之后，均可缓解症状或自愈。现将肩周炎的防治导引功法介绍于下：

第一式　起式(预备活动)

立定站直，挺胸收腹，目视前方，两臂自然下垂，宁神静虑，调匀呼吸，全身放松，定神片刻。

第二式　原地踏步

承上式，做原地踏步走，开始踏步及摆动两臂宜轻，逐渐加重。踏步抬腿及两臂摆动幅度均逐渐加大，至两臂摆动高过头顶，约1分钟后，再逐渐缩小减轻，直至停止。

第三式　摆臂甩手

承上式，左足向左跨出半步，双腿略屈，左右摆动上身，并带动双肩及双臂也随之摆动，由轻逐渐加重，直至两手之甩动尽量触及对侧肩头约 1 分钟，再由重转轻，直至停止。

第四式　抡臂摸肩

承上式，先用右手尽力抡起，摸触左肩胛；再用左手尽力抡起，摸触右肩胛，反复交替抡摸 10 余次。抡臂时一手摸肩，另手摸背。

第五式　强拉硬弓

承上式，双臂上举，同时左腿向左前方迈出半步屈膝，右腿挺直，呈弓箭步。右手握住左手食中环三指，用力向右牵拉 3～5 次。然后转身，换成右腿屈膝，左腿挺直的弓箭步，左手握住右手食中环三指，用力向左牵拉 3～5 次。左右反复做 3～5 次。

第六式　倒背纤板

承上式，收回左腿站直，双手伸向背后，左手握住右手食中环三指，用力向左牵拉 3～5 次。然后换成右手握住左手食中环三指，用力向右牵拉 3～5 次。左右反复做 3～5 次。

第七式　双开扉门

承上式，双手呈半握拳，从腋下由外后方向内前方绕过，变拳为掌，指尖向上，提至胸前向前推出。两手向两侧分开，再从腋下绕过，提至胸前，再向前推出，如此反复 10 余次。

第八式　双手托天

承上式，双手从外上向内下绕过至胸前，两手腕相对，两手掌左右展开，并用力向上托举，高过头顶，在头顶上方分开。再经外上方向内下方绕至胸前，再向上托举过顶，如此反复 10 余次。

第九式　双手捞月

承上式，双手向外展开落下，同时弯腰，双手直落至双足前方，状如从水中捞月之势，再伸腰立直，同时双手提至跟前，状如观月之势。双手再向外展开落下，同时弯腰捞月，再伸腰立直，同时双手提至眼前。如此反复 10 余次。

第十式　手摇纺车

承上式，双手自然落下，左手叉腰，右臂屈肘半握拳，向外旋转 10 余圈，再向内旋转 10 余圈，如纺棉花状。然后再换右手叉腰，左臂屈肘半握拳，向外旋转 10 余圈，再向内旋转 10 余圈，左右反复 3~5 次。

第十一式　风轮自转

承上式，左手叉腰，右臂伸直，右手握拳，右臂抡起，向前大幅度抡转 10 余圈，再向后抡转 10 余圈。然后，换成右手叉腰，左手握拳，左臂伸直向前抡转 10 余圈，再向后抡转 10 余圈，如此左右交替反复抡转 3~5 次。

第十二式　双手拂面

承上式，原地踏步 1 分钟，双手搓掌，逐渐加快，至手掌发热，按抚面部，由上而下，由下而上，反复做 3~5 次，即可结束。

手指"弹响"怎么办

现代化的社会，电脑、手机等电子设备为人们的生活带来了方便与快捷，很多事情足不出户，动动双手就能解决。这虽然解放了双腿，省掉了很多跑路的麻烦，但这却给双手带来了更多的劳损，导致患腱鞘炎的人也相对增多。春节刚过，49岁的刘女士便因为长期工作劳损导致的拇指疼痛、活动不利来到安医生诊室就诊。

刘女士：安医生，我这左手无名指活动不太顺畅，而且很痛，很僵硬，握拳的时候还有弹响声，最近的疼痛也越来越严重了。

安医生：来，让我给你检查检查看。

触诊发现左手掌指关节活动受限，无名指掌指关节压痛，关节处黄豆大小结节，活动关节时有弹响。

安医生：你这属于屈指肌腱狭窄性腱鞘炎，这个情况出现多久了？

刘女士：有1个月了，因为疫情原因一直拖着，刚开始的时候只是关节僵僵，活动有点受影响，可后来疼痛也慢慢加重了。

安医生：你平时是做什么工作的？是不是用手比较频繁？

刘女士：我是做会计的，平时主要就是敲电脑，点账比较多。这跟我的工作关系大吗？

安医生：你这就是属于职业病，手指长期劳损导致的。之前有用过什么药吗？

刘女士：我之前用过云南白药，偶尔也会热敷。

安医生：热敷会有一定的缓解，可以适当敷敷，但最重要的是减少患处关节的活动，保证充分的休息，避免肌腱的进一步磨损。

刘女士：那我这个好治吗？

安医生：你这个需要尽早治疗，使用针刀治疗效果比较好，一般预后都还可以，不影响日常工作和劳动，没有后遗症。

刘女士：用针刀会不会很疼啊？是不是要切很长的伤口？

安医生：不会的，术前我们会给手上打点麻药，伤口也跟小针眼差不多，很快就能恢复的。

为刘女士耐心解答完疑惑后，安医生随即着手为她进行了治疗。

运用针刀治疗腱鞘炎时大致可分为2个步骤。

第一步：为防止针刀刺入皮肤及切割粘连腱鞘时疼痛，先行在施术局部皮肤及腱鞘周围注射利多卡因局部麻醉。

第二步：将一次性小针快速刺入结节处(刀口与肌腱走行方向一致)，深达腱鞘，而后纵向切割腱鞘狭窄部位，松解狭窄，其松解至手指屈伸弹响消失，此时患指伸屈可恢复正常。

治疗1次后，刘女士的症状即刻便得到了明显改善，手指活动顺畅度较前明显提高，完成第二次治疗后，刘女士的所有症状全部消失。

安医生小讲堂

"屈指肌腱狭窄性腱鞘炎"又称"弹响指"或"扳机指"。这个病起病初期在手指屈伸时产生弹响，疼痛严重时关节不能屈曲或伸直，就像被突然"卡"住一样。人体的肌腱外包裹有双层套管样密闭的滑膜管，也就是腱鞘，就好像电线中的金属丝被塑料外皮包住一样。腱鞘的外层为纤维组织，起到固定及保护肌腱的作用；内层为滑膜，可滋养肌腱，并分泌滑液有利于肌腱的滑动。当频繁地活动手指使肌腱长期过度摩擦，会导致肌腱和腱鞘的损伤，肌腱就会慢慢退行性变性，滑膜鞘分泌功能也逐渐减退，腱鞘也就慢慢形成炎症甚至粘连，而出现疼痛和运动障碍，形成腱鞘炎。腱鞘炎属于祖国医学"筋痹"范畴，其发生原因多由手腕手指过度劳作，伤及局部气血、筋膜，使气血运行不畅，不能濡养经筋，筋失所养，从而发生局部疼痛，功能活动受限，则产生经筋粘连等病理改变，进而发生本病。临床上，腱鞘炎的治疗包括调整手部活动、夹板固定、短期使用非甾体抗炎药物、针刺及冲击波治疗等。当前述方法无效时，可以考虑局部注射糖皮质激素行封闭治疗，当腱鞘粘连严重时可考虑行腱鞘切开减压术。

针灸百花园

针刀疗法是中医传统的微创治疗方法，是传统中医学的"针"和现代医学的"刀"二者的巧妙结合，科学地把中医骨伤与西医骨科手术技术的长处融为一体，使西医的切割、剥离、松解等手术由开放变成闭合，可以直接松解炎症粘连组织，降低周围组织压力，减少对血管和神经的压迫，从而恢复机体的动态平衡。临床上主要应用于颈椎病、腰椎间盘突出症、腱鞘炎、慢性腰肌劳损、肩周炎等慢性软组织损伤性病变和骨关节增生性疾病。具有治疗过程操作简单，对人体组织的损伤小，无不良反应，疗程短，疗效好等特点。

温馨提示

用小针刀治疗腱鞘炎后，术后的恢复非常重要。千万不能用手按揉，那样只会造成更大的损伤。病人每天按照医生的嘱托来进行伸指和屈指练习。如果 3 天后手术部分的疼痛感不明显了，可以适当多练习。不能干比较繁重的家务劳动。即便病情好转，也不能频繁使用手指。

腱鞘炎属于劳损性疾病，除了正规治疗外，日常生活中还要养成健康的用手习惯，否则易致复发，具体注意事项如下：

1. 改掉不良习惯，如捻响手指等。

2. 避免长时间持抱小孩、物品，拧洗衣物等。

3. 连续工作时间不宜过长，工作结束后，要轻揉手指、手腕。

4. 患本病后要注意避免冷水刺激，以免加重症状，并积极配合治疗。

5. 对于长期伏案办公的人员来说，应采用正确的工作姿势，尽量让双手平衡，手腕能触及实物，不要悬空。

6. 手腕关节做 360° 的旋转，或将手掌用力握拳再放松，来回多做几次；或将手指反压或手掌反压几下，都可以有效缓解手部的酸痛。

7. 面对这种类型的疾病不应着急，放松情绪。

8. 小心使用工具。使用工具时，勿将压力集中于手腕基部，尽量使用手肘及肩膀。

针灸巧治乳腺增生症

乳腺疾病作为女性患病的"重灾区"，给广大女性的健康造成了严重困扰，而乳腺增生症作为其中的高发病之一，更是让众多女性陷入了深深的焦虑之中。春节刚过，33岁的蔡女士便匆匆来到安医生门诊就诊，想通过针灸治疗刚查出来的乳腺增生症。

蔡女士：安医生您好，我前段时间洗澡时偶然在右侧乳房摸到一个肿块，用力按还有一点痛，去医院检查说是乳腺增生，然后给开了些中成药，但吃了效果还是不太明显，听说针灸能治这个病，所以特地来找您看看。

安医生：你有去做过检查吗？

蔡女士：去做了B超，报告在这儿，给您看看。

安医生：你这个检查报告看着没有大问题，属于良性的增生，你平时有没有症状呢？

蔡女士：来月经前和月经期间乳房有一点轻微的胀痛，平时的话没有太明显的症状。

安医生：你家里人有没有得过乳腺增生症或者乳腺肿瘤的？

蔡女士：我母亲以前有得过乳腺增生症。

安医生：你平时脾气怎么样、爱不爱熬夜、压力大不大？

蔡女士：我性子急，平时爱生气，作息也特别不规律，经常熬夜加班，工作压力很大，因为工作原因现在也一直单身未婚。

安医生：这乳腺增生的诱因你全占齐了，除了正规治疗，你的生活方式也需要好好调整一下，不然治好了也容易复发。

随后，安医生便根据蔡女士的特点制定了电针治疗方案，选取了足阳明胃经、任脉、足太阳膀胱经、足少阳胆经、足厥阴肝经的腧穴：膻中、乳根、屋翳、足三里、肝俞、天宗、肩井、期门、合谷、三阴交、太冲等。膻中穴是任脉经行于胸部的腧穴，为八会穴之气会，可宽胸理气，对乳腺局部气血有调节作用。天宗穴为手太阳小肠经循行于肩背部的腧穴，主治乳癖。肩井穴是足少阳胆经循行于肩背部的腧穴，是手足少阳、足阳明与阳维脉交会穴，针刺肩井穴可调节乳腺局部气血。足三里穴为足阳明胃经合穴、下合穴，可补脾益胃，调和气血，增强机体免疫力。三阴交穴是足三阴经交会穴，针一穴而同调肝脾肾三脏气血，健脾补肾，活血调肝。太冲穴为足厥阴肝经之输穴、原穴，刺之可疏肝理气，使肝木调达而通畅气机。诸穴相配，既体现了针灸前后配穴、远近配穴原则，又起到气至病所、疏通经络、健脾益胃、平肝抑木、调理冲任、调和气血、平衡阴阳之功。

安医生小讲堂

乳腺增生症是以周期性乳房疼痛，伴一侧或两侧乳房单个或多个肿块为主要表现的常见病，以乳腺疼痛、结节状态或肿块为主要特征，部分患者合并乳头溢液。临床上大部分乳腺增生症属于良性病变，但部分高危人群存在癌变的风险，因此发现乳房包块后应及时前往正规医院就诊，明确肿块性质，防止误诊或误治。乳腺增生症属祖国医学"乳癖"范畴。国医大师、著名针灸专家郭诚杰教授认为，足厥阴肝经经脉布于胸胁，而乳头属肝。若肝气不舒，胸胁脉络不通，乳部气机不畅，故见乳房胀痛。乳房为足阳明胃经所过，阳明经为多气多血之经，而乳房是气血、乳汁流注较多的器官，容易出现气滞、血瘀、痰凝。郭大师提出针灸治疗乳腺增生症的疏、通、调、补的治疗法则，治疗数万例患者，取得了显著的临床疗效。

腧穴解密

屋翳穴：

"屋翳"一词首见于《针灸甲乙经》。屋，指古代半地穴式住室建筑的顶部覆盖，引申为凡覆于上者皆曰屋；翳，原指用羽毛做的华盖，后引申为起障蔽作用的东西。本穴上有库房之房，下有膺窗之窗，且该穴居于胸上，其内藏有肺脏，犹如屋檐之遮翳，好像屋盖于府上，故名屋翳。还有另一种说法是，因乳房隆起如屋，翳者如屋之顶盖，故名屋翳。该穴位于人体胸部，当第2肋间隙，距前正中线旁开4寸，具有止咳平喘、理气安神的功效，可以治疗咳嗽、气喘、咳唾脓血、胸肋胀痛等胸肺病症，以及乳痈、乳癖等乳疾。

乳根穴：

乳，穴所在部位也；根，本也。该穴名意指本穴为乳房发育充实的根本。乳根穴在胸部，当乳头直下，乳房根部，第5肋间隙，距前正中线4寸，故名。该穴具有燥化脾湿的功效，可以治疗咳嗽、气喘、胸痛、少乳、乳痈，及肋间神经痛、乳腺炎等病症。

温馨提示

乳腺增生症本身并不是严重的疾病，但部分患者会有明显的疼痛不适症状，加上本身对本病不了解，认为其癌变风险大，从而对患者生活造成极大的影响。那么有什么方法可以预防乳腺增生呢？

1. 保持积极乐观的情绪。

情绪对于乳腺增生症的发生有着极大的相关性，一方面生气、焦虑、抑郁、紧张等不良情绪会影响人的内分泌系统，使激素分泌紊乱，从而导致乳腺增生的发生；另一方面，从中医角度来讲，不良情绪会导致肝气郁结，而乳房正处于肝经的循行线路上，气机不畅则会导致局部气血瘀滞，发为乳癖。

2. 养成健康规律的生活习惯。

保持规律的作息，避免熬夜；避免趴着睡觉，防止乳腺血液循环受阻；注意饮食均衡，避免乱吃富含雌激素的保健品，如蜂王浆、蜂胶之类，尽量少吃高糖高脂食物。

3. 避免部分药物和化妆品的影响。

不合理地使用一些雌激素类药物，如避孕药、促排卵药等均可能导致乳腺增生或加重乳腺增生的症状；许多化妆品为提高效果添加了许多雌激素，这也会对乳腺增生造成一定的影响。

4. 避免对乳房进行过度的按摩挤压。

许多美容店开展的乳房按摩保养服务其实对于乳腺并没有过多的好处，对乳房进行反复粗暴的揉按甚至还会对乳腺小叶造成损伤，增加罹患乳癌的风险。

5. 坚持定期检查。

尽管乳腺增生与乳腺癌并没有必然的联系，但是定期检查可及时发现乳腺的疾病隐患，尤其对于40岁以上和有高危因素的女性，定期体检更是十分必要的。

腰椎间盘突出该怎么办

随着社会的快速发展，腰椎间盘突出已然成为当今十分常见的一种疾病，并且发病年龄呈年轻化。腰椎间盘突出怎么办？腰椎间盘突出要不要做手术？其实90%的腰椎间盘突出不用手术，甚至不需要使用任何药物，针灸治疗腰椎间盘突出症在缓解腰痛和神经痛方面有较好的疗效。近日45岁的程先生在家属的陪同下来到安医生诊室寻求针灸治疗。

程先生：安医生您好，我半年前开始腰部酸胀痛，后来疼痛向屁股、大腿、小腿外侧发散，时不时有"串电"的感觉。

安医生：腿上有没有感觉麻木，使不上力气？

程先生：有点木，腿上没有劲。站久了或者坐久了感觉更严重。

安医生：什么时候会感觉疼痛加重？

程先生：站久了或者坐久了感觉更严重一点。

安医生：之前是做什么工作的？

程先生：货车司机，腰疼得厉害这段时间一直在家休息。

安医生：之前有做过什么检查吗？

程先生：拍过X线片，也做过CT检查，当时的诊断是腰椎间盘突出。

安医生：当时怎么治疗的？

程先生：开了些止痛药，推拿治疗了一段时间后，疼痛减轻，但是1个月前疼痛复发。

安医生随后触诊寻找病变部位，体格检查中直腿抬高实验阳性、骨神经牵拉实验阳性，并查看 X 线片、CT 报告进一步明确诊断。

程先生：我这个能治好吗？有没有什么好的治疗方案？

安医生：针灸治疗腰椎间盘突出有很好的疗效，而且没有副作用，会起到意想不到的效果。

安医生确定诊断后，随即着手为程先生进行治疗，治疗原则为行气活血，祛湿通络，针刺取穴：肾俞、大肠俞、环跳、委中、阳陵泉、承山、昆仑等穴。针刺得气后留针 30 分钟，每 10 分钟行针 1 次，1 周治疗 5 次为 1 个疗程。其间配合局部推拿按摩、腰椎牵引、红外线烤灯等辅助治疗，有助于腰椎间盘的复位，扩大椎间孔，减轻神经根的压迫。经过 2 周的治疗，程先生的右侧小腿症状明显改善，腰部疼痛明显减轻，又进行了 1 个疗程的巩固治疗，程先生的所有症状全部消失。

最后安医生嘱咐佩戴腰围可起到制动作用，为局部软组织的修复起到保护作用。回家后应卧硬板床休息，并进行适度的腰肌锻炼，腰部注意保暖，对维持和提高针灸疗效具有重要作用。

安医生小讲堂

腰椎间盘突出症是因腰椎间盘变性、纤维环破裂、髓核突出刺激或压迫神经根、马尾神经而表现出腰背痛与下肢放射痛，是腰腿痛常见的原因之一。本病以 L4～L5、L5～S1 椎间盘发病率最高，占腰椎间盘突出症的 90% 以上。腰椎间盘突出症的多数患者有不同程度的腰部外伤史，无外伤史者，则多因先有椎间盘退行性变，加上轻微的运动损伤就会导致纤维环的破裂而发生本病。腰椎间盘突出症可通过非手术治疗和手术治疗来达到治疗目的，多数患者可以治愈。腰椎间盘突出症属祖国医学"痹证""腰腿痛"的范畴，主要病机为气血瘀滞筋脉痹阻，主要与督脉、膀胱经及胆经的气血运行失调有关，治疗以疏通经络为原则。针灸治疗能够疏通三经的经气，达到通经止痛、活血化瘀之效。针灸可以缓解肌肉的紧张和疲劳，可使病灶周围的血液微循环改善，血流增加，从而促使腰部组织间隙水肿消除，病变的髓核收缩，可有效解除其对硬膜囊和神经根的压迫。

鉴别诊断

腰椎间盘突出症是临床常见疾病，它以腰痛、腿痛或腰腿痛并存为症状。然而引起腰腿痛的原因有很多，我们应该多方面考虑，本病应与急性腰扭伤、腰肌劳损、腰椎椎管狭窄症、腰椎结核、强直性脊柱炎、脊柱转移肿瘤、梨状肌综合征等常见疾病相鉴别。

1. 急性腰扭伤：多为运动导致肌肉韧带损伤，损伤较轻，有的患者伤后突然出现剧烈疼痛或者当时没有异样，次日休息后感到腰部疼痛，活动受限，咳嗽、大小便时疼痛难忍，X 线片无异常，简单治疗或者休息后可得到缓解。

2. 慢性腰肌劳损：多为急性腰扭伤后，没有得到及时治疗，长期累积腰部，导致的慢性损伤，劳累后加重，休息后减轻，腰部喜暖怕冷，X 线片多无异常表现，直腿抬高试验无放射痛，下肢无放射痛。

3. 腰椎椎管狭窄症：主要症状是腰腿痛和间歇性跛行，休息后可明显减轻，腰部后伸受限，并引起小腿疼痛，其症状和体征往往不相一致。X 线及 CT 检查可见锥体和小关节突增生肥大，椎间隙狭窄。

4. 腰椎结核：腰部疼痛，夜间加重，休息后可减轻，有低热、乏力、消瘦、盗汗等全身不适。疼痛多为钝痛和酸痛，上腰椎结核可有大腿痛，下腰椎结核可有坐骨神经痛，严重时可出现

"驼峰"畸形，为推拿禁忌证。X线片上表现以骨质破坏和椎间隙狭窄为主，寒性脓肿时可发现腰肌阴影增宽。CT、MRI检查可清晰显示病灶部位。

5. 强直性脊柱炎：腰部疼痛，不因休息而减轻，脊柱活动不灵活，十分僵硬，可出现驼背畸形，X线片显示骶髂关节发生改变，小关节突间隙模糊。

6. 脊柱转移肿瘤：疼痛剧烈，可出现放射性疼痛，消瘦、贫血、血沉加快，X线片显示锥体明显被破坏。

7. 梨状肌综合征：臀部疼痛或者臀腿痛，髋关节内收内旋时疼痛加重，梨状肌处有明显压痛，可触及条索状结节，梨状肌试验阳性，直腿抬高试验在小于60°时疼痛加重，大于60°时疼痛减轻。

腧穴解密

环跳穴：

环，为弯曲或者圆形；跳，跳跃。该穴能够治疗下肢疾病，使之能够弯曲跳跃，故名"环跳"，它位于臀部，在股骨大转子最凸点与骶管裂空连线上，中1/3与外1/3交界处，侧卧屈股取穴。《针灸甲乙经》："腰胁相引痛急，髀筋瘈胫，胫痛不可屈伸，痹不仁，环跳主之。"该穴具有舒利关节、调筋止痛的功效，能够治疗下肢痿痹、半身不遂、腰腿疼痛、中风、风疹遍身等疾病。

委中穴：

委，弯曲；中，指腘窝正中，又名"腘中穴"。突然碰触此穴，令人腿窝弯曲，立刻跪倒。委中位于腘窝横纹中点处，四总穴歌中提到："腰背委中求。"该穴具有通经活络、活血化瘀的功效，能够治疗腰痛、髋关节屈伸不利、腘筋挛急、下肢萎痹、小便不利、遗尿、腹痛、急性吐泻、衄血不止等病症。

大肠俞：

本穴属于足太阳膀胱经的背腧穴，与大肠相应，故名大肠俞。该穴位于第四腰椎棘突下，后正中线旁开 1.5 寸，约与髂嵴高度相平。具有调和肠胃的功效，能够治疗腹胀、腹痛、肠鸣、泄泻、便秘、痢疾、腰背疼痛等疾病。

肾俞穴：

本穴属于足太阳膀胱经的背腧穴，与肾脏相应，故名肾俞。该穴位于第二腰椎棘突下，后正中线旁开 1.5 寸。《医宗金鉴》中说道："下元诸虚，精冷无子。"选用该穴，具有强腰膝、益肾阳的功效，能够治疗下焦肾脏相关疾病，例如：遗精、遗尿、阳痿、早泄、小便频数、月经不调、痛经、腰膝酸软、耳鸣耳聋、下肢水肿等。

针灸外治帕金森症

帕金森症又名"震颤麻痹"，是中老年人常见的神经退行性疾病，由于帕金森病的发病机制并不明确，目前的治疗仍主要以缓解临床症状为主，但随着病情的进展，许多病人到中后期就会出现用药疗效变差，症状加重的问题。近日，已确诊帕金森症多年的李大爷便因近期用药效果不佳，家属便在朋友的介绍下带李大爷来到安医生诊室寻求针灸治疗。

家属：安医生，我父亲是几年前慢慢出现了不由自主地颤抖，尤其是在不活动的情况下更明显，后来去医院看，医生说是帕金森，就给吃了美多芭，刚开始时效果还挺好，颤抖症状控制得不错，但最近感觉吃药效果慢慢变差了，而且还出现了新的症状。

安医生：还有什么别的症状？

家属：还有就是感觉身体变得僵硬，活动迟缓，走路也变得不怎么稳了，还有老爷子以前挺乐观开朗的，但自从得病后，尤其是最近这段时间，性情变了很多，对外界事物都漠不关心，也不愿意与他人交谈来往，而且经常失眠，饮食、排便都不好。

安医生：帕金森病就是这样，随着病情进展，药物疗效会慢慢减退，而且长时间用药也会带来许多并发症。针灸治疗帕金森症有确切的疗效，可以缓解病情发展造成的多种症状，你们可以先治上1个疗程看看效果。

家属：好的，那您就安排治疗吧！

安医生随即着手为李大爷开展治疗，治疗原则以柔肝息风、宁神定颤为主。穴位选取百会、四神聪、风府、风池、天枢、血海、阳陵泉、足三里、曲池、太冲、合谷等穴，诸穴合用，共奏息风止颤、补益肝肾、调和气血之功。针刺得气后留针30分钟，每10分钟行针1次，10次为1个疗程。经过1个疗程的治疗后，李大爷不仅手抖、行动迟缓不稳的症状有所减轻，失眠和食欲也明显改善。在后续的治疗中，安医生又为李大爷配合上了头针、功能锻炼、中药等辅助治疗，3个月后李大爷的病情得到了明显改善。

安医生提醒家属不能懈怠，该病病程较长，需要长期坚持治疗，最重要的是让患者保持心情愉快，饮食清淡，劳逸适度。

安医生小讲堂

帕金森病是中老年人常见的神经退行性疾病，发病率仅次于老年性痴呆，65岁以上人群患病率为1%～2%。其临床症状表现为静止时手、头或嘴不自主地震颤，肌肉僵直、运动迟慢、姿势平衡障碍等，甚至生活不能自理。近年来，我国帕金森病的患病人数呈逐年上升的趋势，但帕金森病的发病机制并不明确，西医治疗以口服复方左旋多巴、抗胆碱能药物等为主，虽可减轻症状，但长时间服用疗效减退，且存在多种并发症。帕金森病属于祖国医学"颤症"的范畴，肝、脾、肾三脏皆虚为本，风、火、痰、瘀为标。病位在脑，病机为肝风内动，髓海失养，故针灸治疗以调补肝肾、息风止颤、调补气血为原则。

腧穴解密

百会穴：

该穴位于身体最高之处，四周有很多穴位，排布有序，有百脉朝宗之势，并且头为诸阳之会，统摄诸经，故称"百会"，别名

"三阳五会"。该穴位于头部正中线上，前发际直上5寸，或两侧耳尖连线中点取之。具有升提阳气、醒神开窍的作用，主治头痛、眩晕、失眠、健忘、中风、耳鸣耳聋、脱肛泄泻、癫狂等病症。

阳陵泉：

阳，指外侧；陵，是腓骨小头的"高处"；泉，经水在此汇聚如泉。阳陵泉指胆经的经水在此大量气化，故名。该穴是足少阳胆经的合穴，位于小腿外侧，腓骨小头前下方。《难经·四十五难》云："筋会阳陵泉""少阳主筋，筋以约束骨节"。故阳陵泉是治疗筋病的要穴，对于全身的筋脉病症有非常重要的意义，特别是对下肢筋病，具有舒筋活络的作用。故针刺阳陵泉穴可有效缓解帕金森病的静止性震颤和肌强直等症状。

合谷穴：

合，汇也，聚也；谷，两山之间的空隙也。合谷是指由于本穴位处手背第一、二掌骨之间，肌肉间间隙较大如山谷，因而三间穴传来的气血在本穴处汇聚，故名。该穴在手背，第一、二掌骨间，当第二掌骨桡侧的中点处。或以一手的拇指指骨关节横纹，放在另一手拇、食指之间的指蹼缘上，当拇指尖下是穴。它具有镇静止痛、通经活络、清热解表的功效，可以治疗发热、头痛、目赤肿痛、鼻衄、咽喉肿痛、齿痛、耳聋、面肿、口眼歪斜、中风口噤、热病无汗或多汗、消渴、黄疸、痛经、经闭、滞产等病症。

太冲穴：

太，大；冲，指冲击，速度很快。该穴位于足大趾与次趾之间，肝经的真气流到这里，聚集更多，经络管道中装满了真气，真气回旋向前。所用时间更短，一瞬间，故名"太冲"。该穴位于足背，第一、二跖骨结合部之前凹陷中。具有疏肝理气、养血揉肝的功效，可以治疗眩晕、头痛、癫狂、癫痫、胁痛、腹胀、黄疸、呃逆、下肢痿痹等病症。在临床中，本穴配合针刺上肢部的合谷穴又称为"开四关"，二穴分别是手阳明大肠经和足厥阴肝经原穴，一上一下，一升一降，既能充养气血，又能调和阴阳。

温馨提示

目前帕金森病的西药治疗仅能改善症状，延缓疾病进展，无法彻底治愈，但是适当的康复治疗可以改善患者的功能障碍，提高生活自理能力，改善患者的生活质量。

1. 生活自理能力：自行穿衣脱衣，吃饭喝水的训练，排便排尿，洗脸刷牙，家务劳动，出行等。

2. 力量训练：俯卧撑，仰卧起坐，哑铃等健身器材。

3. 针对特定功能的训练：

（1）平衡障碍、冻结步态训练：跟着节拍、地面提示的条纹、立体楼梯的图像信号等来练习行走等。

（2）发声训练：唱歌，朗诵，读报，发音尽量拉长，音量尽量放大，反复练习。

（3）吞咽功能训练：模拟吞咽动作。

脚踝扭伤怎么办

踝关节扭伤是生活中最常见的运动损伤，踝关节是最接近地面的负重关节，所以它的稳定性在日常生活中有着十分重要的作用。近日，65 岁的尚阿姨在儿子的搀扶下来到针灸科就诊，进入诊室后，一露出脚踝，安医生便看出了端倪。

安医生：你的脚踝是怎么伤到的？

尚阿姨：我 1 周前跳广场舞，一不小心踩空摔了一跤，在家抹了些"红花油"，没想到更严重了。

安医生：那就先去做一下拍片检查，看看有没有骨折或者韧带损伤。

影像学检查后排除骨折及韧带损伤（当踝关节扭伤后出现肿胀，疼痛，畸形，不敢活动，这时候就需要通过拍 X 线片、MIR 检查来鉴别诊断是否有骨折脱位或者韧带损伤）。

安医生：在这之前你有过扭伤的经历吗？

尚阿姨：没有，安医生我这个严重吗？

安医生：通过你刚刚的检查来看就是单纯的踝关节扭伤，生活中扭伤也很常见，但也不能大意。

尚阿姨：那我还需要做其他检查吗？

安医生：一般来说严重扭伤的需要拍 X 线片排除骨折；进行MRI 检查，进一步确定韧带损伤、关节囊及关节软骨的情况。

尚阿姨：那我这个需要怎么治疗呢？

安医生：咱们中医主要就是针灸治疗，同时还会配合一些药物辅助治疗。但由于每个病人的体质及病情不同，疗效和恢复时间也有差异，通常治疗越早，疗效往往也更明显。大部分患者在2周到1个多月后多可痊愈。

在解答完患者的疑问后，安医生便着手为尚阿姨进行治疗。发病后属于急性期，此时脚踝肿胀疼痛难忍，应以消肿止痛为主，忌手法按摩，故取局部"以痛为腧"的阿是穴、昆仑、丘墟、申脉、解溪、照海等穴，并配伍远端筋会阳陵泉毫针直刺，并施以提插捻转行针手法，得气后留针30分钟，10分钟行针1次，每日1次，连续治疗5天后休息2天。第2周尚阿姨的踝部肿胀消退，疼痛感明显缓解，可下地行走。此时过了急性期以疏通筋络、活血化瘀为主，用穴在之前的基础上再加三阴交、血海等穴位，同时增加中药外敷、红外线烤灯辅助治疗。通过2次的巩固治疗，尚阿姨的所有症状基本消失。

最后，安医生还给了尚阿姨一些后期康复训练建议：注意避免长久站立或行走，注意休息，避免疲劳；中药外敷和熏洗促进局部瘀血吸收；使用理筋手法配合关节康复松动手法常规的肌肉训练增加踝关节稳定性，例如：卧位主动屈伸踝关节、双脚及单脚抬起后脚跟；动态平衡及静态平衡训练，同时结合睁眼和闭眼训练增加平衡能力。

安医生小讲堂

踝关节是全身负重最多的关节，同时也是最容易受伤的部位，踝关节扭伤会发生于体育活动、在不平的道路上行走以及穿高跟鞋等。踝关节扭伤就是踝关节周围肌肉韧带损伤，从而引起踝关节的疼痛、肿胀、关节活动障碍。它可分为内踝扭伤和外踝扭伤，内踝扭伤在生活中比较容易发生，因为外踝腓骨较长而内踝胫骨较短，故容易发生内翻。以后如果还遇到这类情况，首先要休息不要走动，48小时内冰敷，抬高下肢缓解局部肿胀，48

小时后再进行热敷促进局部瘀血吸收，如果肿胀疼痛严重应及时到医院就医。急性期若不及时进行正确干预，则后期往往导致软组织粘连，引发关节僵硬，进一步发展为慢性劳损，韧带松弛，出现反复习惯性扭伤，甚至创伤性关节炎，因此踝关节扭伤早期治疗十分必要。

腧穴解密

丘墟穴：

丘，高耸的土堆；墟，指废址或故城。在胆经的风气作用下，表现出空虚之状，只有皮肤骨骼却没有肌肉，故名丘墟。该穴位于足外踝前下方，当趾长伸肌腱的外侧凹陷处，具有舒筋通络、消肿止痛的作用，主治颈项僵痛、腋下肿痛、胸胁痛、下肢痿痹、外踝肿痛、疝气、脚气、足跟痛等病症。

阳陵泉：

阳，指外侧；陵，是腓骨小头的"高处"；泉，经水在此汇聚如泉。阳陵泉指胆经的经水在此大量气化，故名。该穴位于小腿外侧，腓骨小头前下方。《难经·四十五难》云："筋会阳陵泉。"故阳陵泉是治疗筋病的要穴，对于全身的筋脉病症有非常重要的意义，特别是对下肢筋病，具有舒筋活络的作用。可以治疗下肢痿痹、胁肋疼痛、半身不遂、膝盖肿痛、口苦、恶心呕吐、黄疸、小儿惊风等病症。

昆仑穴：

昆仑山脉，广漠无垠也。膀胱经的经气在此上行，该穴经气、气血充盛，如广漠无垠之状，故名。该穴在足外踝后 5 分，根骨上陷中。在小腿外侧下端高骨（外踝尖）与脚腕后的大筋（跟腱）之间可触及一凹陷，按压有酸胀感处即为此穴。它具有清热安神、舒筋活络的功效，可以治疗头痛、眩晕、项僵、腰痛、脚跟痛、小儿痫证等病症。

申脉穴：

申，通伸，伸展；脉，指筋脉。本穴主筋脉拘急，针之可使血脉畅通，故名申脉，别名"阳跷""鬼络""巨阳"，为八脉交会穴之一。该穴位于足外踝下方凹陷中，具有补阳益气、疏导水湿、舒筋活络、镇静安神的作用。主治头痛、咽痛、目赤肿痛、腰腿痛、踝关节扭伤等病症。

温馨提示

踝关节急性扭伤时紧急处理：RICE 原则。

Rest(休息)：停止走动，减少损伤。

Ice(冰敷)：降低受伤部位温度，缓解局部肿胀疼痛。每次 10 分钟，每天 3 次，用湿毛巾包裹冰块，以免冻伤。冰敷仅限伤后 48 小时内。

Compression(加压)：使用弹性绷带包裹受伤部位，以减轻肿胀。注意不要过度加压，否则会加重包裹处远肢体的缺血。

Elevation(抬高)：将肢抬高，高于心脏位置，减轻肿胀，有利于恢复。

针灸何以治疗膝关节疼痛

膝关节作为人体最大且结构最为复杂的关节，不仅承受着我们人体绝大部分的重量，同时还要在每日的下蹲、行走、跑步等活动中完成数千次的屈伸，因此膝关节的损伤也十分常见，尤其是进入中年后，膝关节的退化更是不断加快，出现关节软骨的磨损、骨化，骨质增生，骨刺的形成等退行性改变，进而导致膝关节的疼痛、活动不利等症状，严重影响着广大中老年人的生活质量。近日年近六旬的王阿姨便因膝关节疼痛、活动不利来到安医生的门诊寻求治疗。

王阿姨：安医生，我最近经常出现膝盖疼痛，尤其是在上下楼梯的时候，有一种骨头之间摩擦的感觉，而且活动起来没有之前那么灵敏，您快帮我看看是怎么回事。

安医生：你这个症状什么时候开始的？

王阿姨：最近几年膝盖一直都有点不舒服，但主要是活动不利，偶尔会有点痛，但也没有太重视过，但最近 1 个月感觉明显加重了，特别是前两天降温以后，膝盖一弯就疼得特别厉害，休息后会减轻很多。

安医生：我来给你查一下体。

（髌周有压痛，膝关节活动受限，并在活动时可扪及摩擦音，局部肿胀有少量积液，浮游髌试验阴性。）

安医生：你之前得过风湿或者有过膝关节损伤吗？

王阿姨：年轻的时候有过因劳累引起膝关节不舒服，当时也没有太过注意。

安医生：初步考虑你可能得的是膝骨关节炎，建议做一个膝关节正、侧位 X 线片，查看是否有骨质增生、关节间隙变窄、软骨骨质硬化或者骨刺的形成。

王阿姨：安医生，我这个严重吗？

安医生：你这属于膝关节的退行性改变，人上了年纪多多少少都会有这些情况的，只要尽早开始治疗就可以减缓这种退变过程，缓解疼痛等临床症状。

接诊结束后，安医生为王阿姨制定了治疗方案，初期以舒筋骨、通筋络为主，穴位选取犊鼻穴、梁丘、膝阳关、血海、内膝眼、阳陵泉、足三里、阴陵泉、三阴交、悬钟穴等。使用毫针针刺，平补平泻法，每日 1 次，每次留针 30 分钟，5 日为 1 个疗程，并配合温针灸、推拿手法、红外线治疗仪辅助治疗，可减轻局部慢性炎症，起到温化缓解作用。温针灸具有温通经络、调理气血、缓解疼痛的功效。

1 个疗程后，王阿姨的疼痛明显减轻，膝关节活动明显改善。之后又进行了 2 个疗程的巩固治疗，并嘱咐王阿姨平时注意减少膝关节负重，必要时扶手杖走路，并注意保暖，1 个月后复诊时王阿姨的所有症状全部明显改善，回归了往日正常的生活中。

安医生小讲堂

退行性骨关节炎是一种慢性退行性骨关节病，是由于关节增生退变导致的一系列症状。临床表现为膝关节疼痛，运动后加重，休息后减轻，行走不方便，伸屈膝关节受限，下蹲困难，上下楼梯疼痛明显，或突然活动发生刺痛，并常伴有软腿欲跌现象。膝关节伸直到一定程度引起疼痛，在膝关节的伸屈过程中往往发出捻发响声。严重的会出现下肢肌肉萎缩，还可出现关节积液，并发滑膜炎。在人体关节中，膝关节除要支撑全身重量外，还要做站立、下蹲、跳跃、跑步、行走动作，使膝关节活动十分频繁，最易发生膝关节劳损，所以膝关节退行性骨关节炎最为常见。本病有原发性和继发性2种，原发性与患者的年龄有密切关系，多见于50岁以上的中老年人群。继发性多由于创伤（膝、髌骨、半月板、膝关节脱位等）、关节畸形（膝内翻、外翻）、关节疾病（炎性关节病变、内分泌紊乱、缺血性坏死），造成膝关节过早地发生严重的退行性改变。

中医将膝关节退行性骨关节炎列入"骨痹"范畴。认为人到中年，肝肾不足，气血失调，筋骨失其濡养，加之外伤、劳损及感受风寒湿邪，使痰瘀内停，脉络不通，筋骨失养而发病。患上膝关节退行性骨关节炎，不管是保守治疗还是手术治疗均不可能痊愈，那种可以用什么方法"根治膝关节退行性骨关节炎"的宣传是不实的。针灸治疗膝关节骨性关节炎，并不能使增生的骨质消除，针灸治疗的目的在于缓解症状，改善关节功能，避免或减少畸形，减少病情进展的风险性及有利于受损关节的修复。能起到行气活血、温通经络、祛湿止痛、濡养筋骨、驱散邪寒的作用，能有效缓解膝关节疼痛、晨僵等症状，明显提高患者的生活质量。

针灸百花园

温针灸：是将针刺与艾灸密切结合的一种中医特色疗法，在留针过程中，将艾炷或艾绒捻裹于针柄上点燃，通过针体将艾灸热效应传入腧穴，发挥针和灸的双重功效。本疗法具有温经通络、祛湿散寒、行气活血等作用，以简、便、效、廉等特点成为临床常用的中医外治疗法之一。注意事项：①温针灸时嘱咐患者不要移动身体，防止烫伤。②严防艾火脱落烫伤皮肤，可在针旁皮肤垫上小纸板。

腧穴解密

犊鼻穴：

犊，小牛的意思；鼻，牛鼻子很有韧性。犊鼻指膝关节附近的韧带很有韧性。该穴在屈膝时，在髌骨下缘，髌韧带外侧凹陷中。具有通经活络、通利关节止痛的功效，主治膝痛、麻木、屈伸不利、膝骨性关节炎等病症。

膝阳关：

膝，指穴位所在膝部；阳，指阳侧外侧；关，通行的要道。膝阳关为胆经经脉经气在膝部外侧通行要道，故名。该穴位于阳陵泉上3寸，膝关节外侧，股骨外上髁上方凹陷处。具有疏通局部筋络、消壅散滞的功效，主治膝关节肿痛、膝骨关节炎、小腿麻木等病症。

阳陵泉：

阳，指外侧；陵，是腓骨小头的"高处"；泉，经水在此汇聚如泉。阳陵泉指胆经的经水在此大量气化，故名。该穴位于小腿外侧，腓骨小头前下方。《难经·四十五难》云："筋会阳陵泉。"故阳陵泉是治疗筋病的要穴，对于全身的筋脉病症有非常重要的意义，特别是对下肢筋病，具有舒筋活络的作用。可以治疗下肢痿痹、胁肋疼痛、半身不遂、膝盖肿痛、口苦、恶心呕吐、黄疸、小儿惊风等病症。

温馨提示

目前尚不能完全预防骨性关节炎的发生，但是通过一些措施，可以减少或延缓骨性关节炎的发生。

1. 减轻体重，尽量不穿高跟鞋，保护关节不要受到损伤，如避免关节受到反复的冲击力或扭力。

2. 避免超负荷的活动和劳动，尽量减少膝关节的负担，减少做频繁登高运动。如果有髌骨、半月板、膝关节韧带的损伤，一定要及时治疗。关节内骨折或脱位要及时复位，对症处理。当发现膝关节周围有畸形时要及时矫形。

3. 适当服用 VitA、VitC、VitE 及补充 VitB 等，对膝关节骨性关节炎有一定的预防作用。

4. 功能锻炼：

功能锻炼可促进局部血液循环，保护、增强软组织的弹性及韧性，减少发病概率，延长疾病发作间隙时间。膝关节功能锻炼的原则是以主动不负重的活动为主，练习关节活动，增强肌肉力量，以保持和改善关节活动范围，稳定关节的平衡力。

(1)伸膝活动：患者坐于床边或椅子上，将双足平放于地板上，尽量伸直一侧膝关节，并保持伸直位到有酸胀感，再慢慢屈曲膝关节，两腿交替进行，反复 5~10 次。

(2)屈膝活动：患者俯卧位，双下肢平放于床上，将一侧膝关节屈曲尽力靠向臀部，并保持屈曲位到有酸胀感，再慢慢伸直膝关节，两腿交替进行，反复 5~10 次。

(3)腘绳肌锻炼：患者仰卧，双下肢平放，将一侧膝关节屈曲尽量贴向胸部，并用手固定大腿，然后逐渐伸直膝关节，当有酸胀感时屈曲膝关节，再慢慢放平。两腿交替进行，反复 5~10 次。

(4)股四头肌锻炼：患者俯卧，双下肢平放，屈曲一侧膝关节并用毛巾环绕同侧踝部，逐渐向臀部尽力牵拉小腿，持续 1~2 分钟，两腿交替进行，反复 5~10 次。

带状疱疹，让人铭记一生的痛

带状疱疹，又称缠腰火丹、蛇串疮，是唯一一个以皮疹和剧烈疼痛为主要症状的急性感染性皮肤病。这个病虽然并不是什么致命的疾病，但其引发的疼痛却是让人一生都无法忘记的。近日，年近60岁的孙阿姨便因胁肋部突发的疱疹伴剧烈疼痛，在家属的陪同下来到安医生诊室寻求针灸治疗。

孙阿姨：安医生，我这几天胸口长了好多水疱，而且还特别痛，就跟火烧针扎一样，我邻居看了说像是带状疱疹，说针灸治这个止痛效果好，就让我来找您治疗。

安医生：你的水疱长在哪个部位，我看看。

孙阿姨右侧胁肋部可见大量沿肋间分布的簇状水疱、红斑、丘疹，水疱内液体清亮，部分水疱破裂，形成糜烂面。

安医生：你这出现多久了？出水疱前有没有什么不舒服？

孙阿姨：出水疱已经3天了，但出水疱前几天我就有点不舒服了，整个人疲倦无力，还有点发热，过两天又慢慢感觉到右肋部有点烧灼刺痛，后来就慢慢加重出水疱了。

安医生：你以前长过水痘、疱疹没？

孙阿姨：小时候长过水痘，偶尔嘴边也会长疱疹。

安医生：你自己有用过什么药没？

孙阿姨：我自己抹了点消炎软膏，但感觉没什么效果。

安医生：你这是病毒感染造成的，需要抗病毒治疗，只抹消炎软膏肯定没效果的。

孙阿姨：啊？病毒感染？我最近也没去过哪儿，家里人也都好好的，怎么会感染病毒呢？

安医生：这个病毒可不是刚感染上的，它是一直潜伏在你身体里的，只是你最近感冒免疫力下降了，所以病毒才增殖导致你发病了。

孙阿姨：那我这个能治好吗？

安医生：你这个需要尽早治疗，吃抗病毒、营养神经药配合扎针，一般预后都还可以，但如果拖久了就容易遗留后遗神经痛，这种治疗起来就比较棘手了。

孙阿姨：那大夫您就赶紧给我安排治疗吧！

为患者及家属耐心讲解后，安医生随即着手为孙阿姨进行治疗，以清热肝胆利湿、行气活络止痛为治则，穴取阿是穴、夹脊穴、阳陵泉、足三里、外关、太冲等穴。其中，以痛为腧的阿是穴是治疗带状疱疹的主要选穴，往往在患部施以皮三针平刺法或者围刺法，阻断邪气对机体的侵袭，以调和气血、清热散瘀、行气止痛。针刺得气后留针30分钟，每10分钟行针1次，发病初期配合刺络拔罐、火针、梅花针法辅助治疗。1周后孙阿姨的症状明显改善，疱疹局部干燥结痂，后期配合微波、电针、火针促进康复，3周后复诊孙阿姨的所有症状全部消失。

安医生小讲堂

带状疱疹是由水痘-带状疱疹病毒引起的急性感染性皮肤病，皮疹一般有单侧性和按神经节段分布的特点，疱疹呈集簇性分布，并伴有刀割、火烧、电击、鞭抽样剧烈疼痛。本病的发生需要满足2个先决条件，即感染过水痘或疱疹和免疫力下降，一般以免疫力低下的中老年人多发。目前对于带状疱疹尚无特异性治疗方法，多以抗病毒、镇痛、营养神经、提高免疫力等治疗为主，严重者需行神经阻滞治疗。临床上常与单纯性疱疹、热疮、皮炎相鉴别。

带状疱疹属于祖国医学"蛇串疮"和"腰缠火丹"的范畴。《外科大成》记载："缠腰火丹，俗名蛇串疮，初生于腰，紫赤如疹，或起水疱，痛如火燎，由心肾不交，肝内火炽，流入膀胱而缠带作也。"其病因病机为情志不遂，气滞化火，火毒溢于肌肤；饮食不节，脾虚湿蕴而化热，湿热搏结于气血，外发于肌肤；年老体弱，气血亏虚，外感毒邪停滞，气滞血凝，瘀阻脉络肌肤而发病。其病位在心、肝、脾、肺，久病及肾，本虚标实证较为常见。

腧穴解密

阿是穴：

阿是穴：又名天应穴、压痛点，是以病变局部按压出现有疼痛反应点如酸、麻、胀、痛或其他敏感反应为穴位的一类腧穴。阿是穴与"以痛为输"的含义相同。"以痛为输"出于《灵枢·经筋》篇："以痛为输，燔针劫刺。"但"阿是穴"最早出现在《备急千金要方》。阿是穴的特点为：①没有具体名称；②没有固定定位；③没有确定主治；④对治疗有效。

临床上阿是穴的应用广泛：

1. 诊断疾病：医生利用阿是穴诊断疾病，在针灸和推拿过程中都是循经触诊，当患者感觉疼痛或医者手指感到皮下有结节，此处为阿是穴。即为疾病在体表的反应点。医者再结合其他诊查，判定疾病，如阑尾炎的诊断。

2. 治疗疾病：阿是穴是由于病理反射及病变部位的经脉气血不通而致，所以医者要想疏通经络，激发气血运行，充分发挥经络作用，主要是通过阿是穴，再配合其他穴位。

3. 判断预后：阿是穴的出现反映身体疾病，所以阿是穴的存在和消失可以证明疾病预后的好坏。

1. 带状疱疹的治疗原则为抗病毒、营养神经、止痛和防治并发症，在疾病早期即应谨遵医嘱，按时规律用药，以缩短病程，减少疼痛和后遗症的发生。

2. 抵抗力下降为本病的主要诱因，因此患者应加强休息，调畅情志，如疼痛剧烈影响睡眠时，可在睡前口服止痛药帮助入睡，尽可能保证充足良好的睡眠；此外还应加强补充营养，增强机体抗病力。

3. 在水疱期保持局部清洁，避免洗澡及摩擦，防止水疱破溃继发感染。

神经源性膀胱怎么治

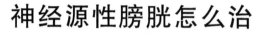

在西安市中医医院针灸推拿康复科安医生的诊室里，我们经常可以见到一部分迫切寻求有效治疗的神经源性膀胱患者，这部分患者因为尿急、尿频、夜尿、尿失禁、遗尿、排尿困难、膀胱排空不全、尿潴留、尿痛等多种小便不利症状十分苦恼，生活质量大大降低。今年44岁的马女士便是众多神经源性膀胱患者中的一位典型代表。

马女士于2017年开始出现尿频、尿急、尿失禁，查出L4～S1椎体水平椎管内表皮样巨大囊肿，在某医院行手术治疗后，上述症状有所改善，但仍觉小便排不尽，B超可见残余尿量约230毫升，平常只能通过间歇导尿来减少残余尿量。2年前经人介绍，慕名来到安医生的门诊就诊，经过中医针灸调理半年，小便不利症状明显好转，无须导尿即可正常排尿。但因2020年停止治疗，其间未觉不适症状，也未再复查。直至2021年8月初，马女士开始突发两侧腰痛，复查泌尿系超声提示双肾积水，膀胱残余尿量约380毫升，于是马女士再次来安医生的诊室寻求治疗。

马女士：安医生您好，我是2年前您扎针治好的一位神经源性膀胱患者，之前在您这儿扎了半年针，我这小便排不尽的情况基本治好了，后来一直没来复查巩固。但最近我突然感觉腰疼得很，去医院看人家说也不是腰椎间盘突出，结果复查泌尿系B超才发现是肾积水了，膀胱残余尿又增多了，所以这次特地过来再让您给好好治治。

安医生：我还有点印象，那你上次治疗完后，感觉怎么样？

马女士：其实上次治疗完后我就感觉特别好，后面几乎也没有那种小便排不尽的感觉，总体效果我还挺满意的，但不知道为什么这次又复发了。

安医生：神经源性膀胱本来就是一种比较难治愈、易复发的疾病，除了常规治疗，还需要长期规律的排尿训练、盆底肌锻炼等方式配合，这样才能有效控制病情。

马女士：我确实没有坚持锻炼过，而且平时生活中也没有太注意，还经常熬夜、憋尿，我这次一定好好注意。

紧接着，安医生便为马女士开展了治疗，穴位选取肾俞、三焦俞、膀胱俞、中极、关元、会阳、秩边、委中、承山、阴陵泉、足三里、三阴交、太溪等，其中会阳穴和秩边穴用芒针深刺2.5~3寸，以针感向会阴部放射为度，余穴采用毫针针刺，针刺得气后留针30分钟，其间每10分钟以平补平泻法行针1次。

马女士针灸调理1周后便觉得腰痛明显减轻，排尿较前顺畅，复查B超提示膀胱残余尿量明显减少，面对如此显著的疗效，马女士更加坚定了信心，继续针灸调治。

安医生 小讲堂

神经源性膀胱是因控制排尿的中枢或周围神经系统受到损害所引起的下尿路储尿和排尿功能障碍，主要症状为尿频、尿急、排尿困难等。其主要病因有脑血管病变、脊柱病变、脊髓损伤、脊柱手术、盆腔手术后遗症等，还有糖尿病并发症、酗酒、滥用药物、带状疱疹、脊髓灰质炎等原因。本病不仅给患者的日常生活带来不便，而且若处理不及时，容易并发尿路感染，10%~15%的患者可发生尿路结石，膀胱输尿管反流的发生率也达到10%~40%，还可出现肾盂肾炎、肾积水、肾输尿管反流及继发性结石等并发症，严重的甚至可导致肾功能衰竭等。长期导尿或者插尿管给生活也带来诸多不便，并且会显著增加膀胱和肾脏结石、狭窄，以及膀胱肿瘤的发生风险，严重地威胁患者的生命。神经源性膀胱治疗的主要目标为保护肾脏功能，防止尿路感染、肾积水、慢性肾功能衰竭等，其次是改善排尿症状，减少残余尿量，提高患者的生活质量。中医针灸治疗可有效改善神经源性膀胱症状，对早期病变疗效较好。

针灸百花园

芒针，由古代"九针"之一的"长针"发展而来，因其针身细长形如麦芒故名。芒针与毫针的结构基本相同，但针身长度不同，临床常用的毫针长度多在1～3寸(25～75毫米)之间，而芒针长度则在5～8寸(170～250毫米)甚至更长。芒针具有针长深刺，直达病所，一针多透，穴少而精，作用迅速，疗效显著的特点。芒针深刺可以疏导脏腑、经络气血，通过经络感传及气至病所，施行弹动的补虚泄实手法，使良好的感应趋趋下行，直达病所，促进机体各脏腑、器官之间的功能活动并建立新的动态平衡。芒针适应证范围较广，可治疗神经系统、运动系统、消化系统、呼吸系统、泌尿生殖系统、免疫系统等疾病，其中在治疗脑卒中后遗症、尿失禁、坐骨神经痛、腰椎间盘突出、痛经、子宫脱垂等疾病方面疗效尤为显著。

腧穴解密

会阳穴：

会，即会合、交会也；阳，阳气，和"阴"相对。该穴名意指膀胱经经气由此会合督脉之阳气，故名会阳。该穴在骶区，尾骨旁开0.5寸，具有清热利湿、益肾固带的功效，可以治疗腹痛、泄泻、痢疾、便血、痔疾、阳痿、带下、小便不利等病症。

秩边穴：

秩，古代指官吏的侍奉，在此指穴内物质为肺金之气。本穴归属膀胱经，五行当值之官属水，其侍奉者当为金气。边，旁也，侧也。该穴名意指臀部外散的水湿之气由此传入膀胱。本穴物质为来自腰臀部肌肉层中气化的水湿之气，至本穴后散热冷缩并循膀胱而行，冷降之气补充了膀胱经的地部经水，故名。具有舒经活络、强健腰膝的作用，常用于治疗腰骶痛、坐骨神经痛、下肢痿痹、阴痛、小便不利、痔疮、便秘等病症，《针灸甲乙经》中也曾提到："腰痛骶寒，俯仰急难，阴痛下重，不得小便，秩边主之。"

温馨提示

神经源性膀胱患者除了积极配合治疗外，还应注重日常调护：

1. 制定饮水计划，并按照固定的时间间隔定时上厕所，按时记录排尿日记。

2. 坚持膀胱训练，包括反射性排尿训练、盆底肌训练等。

3. 保持会阴部清洁，导尿时严格按照操作规范，防止尿路感染。

4. 定期进行尿常规检查、尿流动力学检查等。

5. 肥胖是尿失禁的重要危险因素，减重策略应当包括定期的、适度的体育锻炼。

6. 减少吸烟、酗酒等不良生活习惯；保持营养均衡的饮食，若有高血糖、高血脂、高血压等情况应控制饮食；服用药物时严格按照医嘱，防止滥用药物。

尿急、尿痛怎么办

随着现代人生活习惯的改变，前列腺炎的发病率逐年增加，而且发病群体逐渐年轻化，是男性泌尿外科中最为常见的疾病，一生中，约有一半的男性都曾得过此病。近日31岁的李先生因前列腺炎出现尿频、尿急、尿痛来到安医生诊室寻求针灸治疗。

李先生：安医生您好，我最近小便的时候很不舒服，上厕所的次数也很多，有时候憋不住尿，之前在医院检查是前列腺炎，您再给我看看。

安医生：你这个情况出现多久了？是一直难受还是偶尔不舒服？

李先生：大概2周前，劳累过后严重一些。

安医生：你除了这些，还有没有别的不舒服？

李先生：有时候觉得有点发热，晚上睡觉也不好，屁股后面尾巴骨有点酸痛。

安医生：家里人有没有得过这方面的疾病？

李先生：没有。

安医生：之前有过尿路感染方面的疾病吗？

李先生：之前没有过，1周前我去医院检查说是前列腺炎。

安医生：那之前做过什么检查？

李先生：我做了直肠指检、前列腺液检查、血常规、尿常规。

安医生：那当时用过哪些药？

李先生：抗菌的左旋氧氟沙星、止痛的布洛芬，还有托特罗定，不过觉得效果不是很明显，所以想试试针灸治疗。

安医生：针灸疗法作为慢性前列腺炎的一种特色疗法，临床应用十分广泛，安全无副作用。

李先生：大概多久就会有效果？

安医生：1个疗程后就会有明显的改善。

李先生：那我平时还需要注意什么？

安医生：需要坚持治疗，保持心情愉快，不要有太大的压力。

为患者耐心解答完疑惑后，安医生随即着手为李先生进行了治疗，前列腺炎病位在下焦，与肾、膀胱、脾密切相关，该病病机为肾失于固摄，膀胱泌别清浊失司。故治疗以补益脾肾、清利湿热、通调水道、活血化瘀为原则。穴位选取足太阳膀胱经肾俞、膀胱俞、秩边、次髎等，循经远端配合阴陵泉、三阴交、太冲等穴。留针30分钟，5分钟行针1次，1日1次，5日为1个疗程。1周后患者尿急尿痛的症状大为改善，大夫嘱咐坚持治疗，又进行2个疗程的巩固治疗，其间配合穴位贴敷、电针、中药坐浴等疗法，2周后李先生的所有症状全部消失。

安医生小讲堂

前列腺炎是中青年男性生殖系统感染而致前列腺长期充血、腺泡淤积、腺管水肿引起的炎症，临床表现主要有：排尿不适、尿频、尿急、尿痛、腰骶部酸痛、小腹胀坠等，严重影响男性的生活质量及心理健康。由于前列腺表面有一层致密坚硬的平滑肌包膜和纤维组织，抗生素不易渗透入腺体内，达不到有效杀菌浓度，影响治疗效果。

前列腺炎属于祖国医学"淋证""癃闭"的范畴。《诸病源候论》记载："诸淋者，由肾虚膀胱热故也……肾虚则小便数，膀胱热则水下涩，数而且涩，则淋离不宣，故谓之为淋。"故前列腺炎的发生与肾虚及膀胱湿热关系密切。

腧穴解密

中极穴：

中，中间；极，极点。此穴与膀胱相关联，处在人体上下左右之中间，故名"中极"。中极位于前正中线上，脐下 4 寸。中极属于足太阳膀胱经的募穴，对泌尿系统疾病有显著性疗效。该穴具有益肾助阳、利尿止遗的作用，能够治疗遗尿、遗精、阳痿、早泄、痛经、月经不调、崩漏、带下、肾炎、尿路感染、水肿等疾病。

关元穴：

关，关闭、毕藏；元，元气。此穴为全身阴阳元气相交会的部位，最为玄妙，可以治疗所有虚证，故称"关元"。该穴属于任脉，位于前正中线上，肚脐下 3 寸，是养生保健的要穴。关元具有补益元气、培补肾阴肾阳的功效，能够治疗诸多虚证、眩晕、消渴、泄泻、脱肛、小便频数、阳痿早泄、遗精遗尿、癃闭疝气、月经不调、痛经、腹痛等疾病。

秩边穴：

秩，秩序；边，边际。此穴位于背部的足太阳膀胱经第二侧线，所有穴位从上到下排列整齐，并且此处位于边际，故称"秩边"。该穴平第 4 骶后孔，骶正中嵴旁开 3 寸，具有调理下焦的作用，能够治疗腰骶疼痛、大小便不利、坐骨神经痛、梨状肌综合征、痔疮等疾病。

温馨提示

1. 坚持治疗，慢性前列腺炎病程长，不易根治，易反复。
2. 保持良好心态，减少压力有利于疾病治疗。
3. 饮食清淡，忌酒忌辛辣食品。
4. 避免久坐，坚持锻炼。
5. 多喝水，多排尿。
6. 规律性生活。

成人"尿床"的难言之隐

一说到尿床，绝大部分人想到的都是牙牙学语的小孩子，但其实遗尿并非孩子的"专利"，相当一部分成年人也存在遗尿的情况。今年21岁的小郭便是备受遗尿困扰的患者之一。小郭是某大学三年级大学生，由于常年遗尿，多方求治都未见明显疗效，小郭感到十分难堪，只能在校外租房居住，不能和大学同学朝夕相处。最近，在母亲的陪伴下，小郭再一次鼓起勇气，利用学习间隙，来到门诊寻求针灸治疗。

家属：安医生您好，我家姑娘今年都上大三了，但还在尿床，听说您这儿针灸能治这个病，所以今天特地来找您看看。

安医生：孩子是什么时候开始有遗尿症状的？

家属：孩子小时候就爱尿床，但当时觉得是因为孩子年纪小，也就没有专门去治过，后来孩子慢慢大了，尿床也不见好转，还是经常尿床。

安医生：你家里别的人有没有这个病史？

家属：都没有过。

安医生：以前去哪里看过，做过什么检查吗？

家属：以前去好几家大医院都看过，CT、MRI、B超都做过了，但医生都说没有看到啥问题，就给开了点药吃，但都没有啥效果。这些检查报告我都带上了，给您看看。

安医生：这些检查看着确实没啥大问题，膀胱、双肾都好着呢，脊柱和大脑也没有看见明显的异常。孩子平常还有没有啥不舒服的情况？

小郭：我平时比较怕冷，经常手脚冰凉，还容易觉得疲惫，而且晚上爱做梦，经常都是在梦里就尿床了。

家属：孩子因为遗尿这个问题，现在整个人都变得内向、自卑了，跟同学也没有太多的交流，平时整天都都郁寡欢的。

安医生：来，我看看你的舌头，把个脉。

小郭舌胖大有齿痕，色淡，苔薄白，脉沉弱。

安医生：你这和肾气不足关系密切，可以试试扎针配合喝点中药试试看。

家属：好的，那您赶紧给治疗上吧！

安医生为小郭制定了醒脑开窍、补益肾阳的治疗方法。针刺取百会、四神聪、关元、中极、肾俞、膀胱俞、次髎、三阴交、太溪等穴位。其中，百会穴为督脉与足太阳膀胱经之会，配合前后左右各1寸的四神聪穴，可以醒脑开窍、调理元神，增强尿意。关元穴为足三阴经与任脉的交会穴，针刺能调补肝、脾、肾三脏，配合肾俞穴，既可振奋肾阳，又能温补下元之虚寒，达到温补固摄之目的。中极穴是膀胱的募穴，与其背俞穴膀胱俞，一前一后，俞募配穴，可以固州都之官，振奋膀胱功能。三阴交穴为肝、脾、肾三阴经之交会穴，太溪穴为肾经的原穴，诸穴配合，相得益彰，共收益智固摄之效。此外，医生还为小郭开具了红参、肉桂、黑附片、菟丝子、益智仁、桑螵蛸等温补肾阳、收敛固涩的中汤药，针药结合，增强疗效。

令人惊叹的是，仅仅经过1周的治疗，小郭多年来夜间遗尿的毛病便得到了治愈，小郭高兴地向安医生来电话，说自己已经不再遗尿了，久违的笑容重返这位年轻人的脸庞。

遗尿是一个相对比较复杂的疾病，并不是简单的"长大了就好了"，一般5岁以后膀胱感觉中枢已成熟，大脑皮层能反射性地通过膀胱括约肌的收缩来控制或延迟排尿，如果5岁后大脑皮质和皮质下中枢功能失调，大脑排尿中枢对来自膀胱充盈的反射不能做出正确的应答则发生遗尿。常见的引起遗尿的器质性病变有神经系统疾病如脑卒中、脊髓炎、脊髓损伤、隐形脊柱裂等，以及尿道损伤，此外精神心理因素一定程度上也可导致遗尿。祖国医学认为，遗尿多由肾气不足、元气虚弱、膀胱气化无力所致。《素问·经脉别论》曰："饮入于胃，游溢精气，上输于脾，脾气散精，上归于肺，通调水道，下输膀胱。"《诸病源候论》亦说："遗尿者，此由膀胱虚冷，不能制约于水故也。"说明遗尿与肾、膀胱有直接关系。不管是对于儿童还是成人而言，长期遗尿不仅会对泌尿系统健康造成一定的危害，还对患者心理健康存在一定的影响，严重者可导致心理障碍。在治疗方面，除器质性病变引起的遗尿外，绝大多数功能性夜尿症通过针灸配合一定的药物治疗均可收到满意的疗效。

腧穴解密

中极穴：

中，指中点；极，指代尽头。本穴当人体一身上下之中点，又是位于躯干尽头处，故名中极，别名玉泉、气原、气鱼。隶属任脉。本穴位于前下腹部，前正中线上，肚脐下4寸，具有温阳利水、调经止带的作用。本穴是膀胱的募穴，膀胱有疾，首选中极，而且现代研究也发现，刺激中极穴，膀胱确实有明显的反应，所以在治疗一些泌尿系统疾病时，中极穴是特别常用的。此外中极还是任脉和足三阴经的交会穴，所以通过中极穴还可很好地温补肾气、肾阳，让阳气从身体的中央布散四周。

温馨提示

　　遗尿症患者通常很自卑，医者诊治时态度要温和，鼓励患者消除自卑心理。同时在日常生活中注意一些调护方法也可起到一定的改善作用，具体方式如下：

　　1. 养成良好的排尿习惯，如多饮水，勤排尿，不要憋尿。

　　2. 睡眠过深的人群，可适当进行体育锻炼，如游泳、慢跑等有氧运动，来缓解睡眠过深的情况。

　　3. 对于心理压力过大的患者，家属应及时疏导，帮助患者减轻心理负担。

　　4. 睡前少饮水及少食用含水量高的食物，并且养成上床前排空膀胱的习惯。

　　5. 对于频繁遗尿的儿童，家长应尽早带孩子就诊，明确有无器质性病变，避免产生"长大了就好了"的思想。

总是便秘怎么办

近年来，随着大家生活水平的提高，饮食结构的改变，我国便秘的患病率逐年上升。近日，张阿姨因常年排便困难，严重影响生活质量，经朋友介绍来到门诊寻求治疗。

张阿姨：安医生，我最近便秘越来越严重了，排便特别费力，粪便又少又硬，每次上厕所都弄得我特别难受。

安医生：你这个便秘多久了？

张阿姨：已经快半年了。

安医生：大概多久排便 1 次？

张阿姨：1 周就一两次，每次就排一点点，和羊粪球一样。

安医生：那你之前用过药吗？

张阿姨：暂时还没有吃过药，之前不是很严重，就没有重视。

安医生：大便有没有带血或者还有没有别的不舒服？

张阿姨：大便没有见带血，就是有时候腹部有些胀胀的不舒服，平时有点疲惫，心情比较烦躁焦虑，晚上睡觉也不太好。

安医生：那你有没有别的基础疾病，像高血压、心脏病、糖尿病这些？

张阿姨：血压平时有点高，但是没有不舒服。

随后安医生让张阿姨躺在治疗床上，进行了查体，腹部没有触到包块和压痛。

安医生：你这个可能属于功能性的便秘，但是保险起见，需要做个便常规和隐血试验，也可以拍个腹平片鉴别是否有其他系统或者器质性病变。

接诊结束后安医生为张阿姨进行针灸治疗，以调肠通便为治疗原则，穴位选取大肠的背俞穴——大肠俞，募穴——天枢，下合穴——上巨虚，三穴合用通调大肠腑气。再选取治疗便秘的经验要穴支沟宣通三焦气机，使用毫针针刺，平补平泻法，每日1次，每次留针30分钟，5日为1个疗程，并配合推拿手法局部按揉以达到荡涤肠腑的功效。

1个疗程后，张阿姨的排便困难明显减轻，排便次数逐渐规律。之后又进行了3个疗程的巩固治疗，并嘱咐张阿姨平时注意合理饮食，加强锻炼，1个月后复诊，张阿姨的所有症状全部明显改善，回归了往日正常的生活。

安医生小讲堂

便秘是指排便次数减少，排便周期或时间延长，虽有便意但排便困难，粪便干结量少等症状的一类常见疾病。有研究显示，随着年龄的增长，便秘的患病率可逐年升高，60岁以上人群可高达20%，女性高于男性。老年便秘的发生主要与以下因素有关：

1. 老年人活动少，胃肠蠕动减慢，加之辅助排便肌群收缩力下降，导致排便动力不足。

2. 老年人口渴中枢敏感性下降，饮水量减少，加之肠道黏膜萎缩，黏液分泌不足，导致大便干结。

3. 老年人进食量少，饮食结构不合理，膳食纤维摄入不足，导致粪便体积小，黏滞度高，在肠内移动缓慢。

4. 老年人基础疾病多，如内分泌疾病和神级系统疾病，均可继发便秘。许多人觉得便秘是小事或不好意思开口，而未进行正规治疗，但长期便秘可给人体带来诸多危害，尤其是老年便秘人群，增加罹患老年痴呆、痔疮、肛裂、结直肠癌、心脑血管意外等多种疾病的风险，所以当发生长期便秘后应及时进行干预。

腧穴解密

天枢穴：

天，巅也；枢，指枢纽。天枢，天星名，即"天枢星"，为北斗七星之一，北斗七星始终以天枢星为中心旋转运动。天枢穴在脐旁两寸处，脐上为天，脐下为地，故以天地枢纽谓之。该穴具有调理脾胃、理气健脾的功效，主治便秘、腹泻、腹痛、呕吐、肠鸣、痛经等病症。

支沟穴：

支：分叉的意思；沟，指沟渠。支沟在前臂尺桡骨之间，指上肢之沟渠也，故名支沟，又名"飞虎"，属于临床治疗便秘的经验要穴，疗效显著。《玉龙歌》曰："大便闭结不能通，照海分明在足中，更把支沟来泻动，方知妙穴有神功。"该穴在腕背侧远端横纹上3寸，阳池与肘尖连线上，桡骨与尺骨之间。该穴具有疏通三焦气血、润肠通便的功效，主治耳鸣、耳聋、胁肋疼痛、呕吐、瘰疬等病症。

大肠俞：

大肠，大肠腑也，大肠俞属于足太阳膀胱经穴位，属于背俞穴，与大肠相应，故名大肠俞。《资生》云："大肠俞、次髎，主大小便不利。"该穴位于第四腰椎棘突下前正中线旁开1.5寸，约与髂嵴高度相平。该穴具有理气降逆、调理肠胃的功效，主治腹痛、腹胀、腹泻、便秘、肠鸣、痢疾等病症。

足三里：

足，指下肢；三，有"天三生木"，上升，东方的含义；里，指地的意思。足三里指脾胃生病，土气不疏，以木疏土，故名。该穴位于犊鼻下3寸，胫骨前缘旁开1横指。具有调理脾胃、扶正祛邪、提高免疫力的作用。足三里是保健要穴，主治呕吐、腹痛、腹胀、消化不良、便秘、泄泻、痢疾、头晕、耳鸣、心悸、胫膝疼痛等病症。

温馨提示

除了日常的针灸治疗以外，平时还应注意：

1. 调节饮食，增加饮食中膳食纤维的含量，以粗制主食及富含食物纤维的蔬菜水果为主。注意日常饮食规律，多饮水。

2. 培养排便习惯，不论有无便意，每日应定时排便。

3. 加强体育锻炼，劳逸结合，多运动，增加胃肠蠕动。

4. 调节心理状态，保持乐观心态对防治便秘很重要。

"月子病"也能针灸调理吗

众所周知，"坐月子"是中国一项延续了 2000 多年的习俗，也是每一位母亲都会经历的固定仪式，所以坐好"月子"的重要性不言而喻。但往往由于产妇体质虚弱或生活起居不当等诸多因素，许多产妇都会在月子期间多多少少留下一些毛病。近日，新晋宝妈刘女士便因为月子期间落下毛病来到了安医生的门诊。

刘女士：安医生，自从我 4 个月前生下宝宝坐完月子后，总是感觉浑身关节酸困疼痛，尤其是胳膊、膝盖和脚踝，一遇凉受风更是疼痛难忍，有时甚至都疼得睡不着。

安医生：你生产的时候顺不顺利，坐月子期间有没有受凉，或者过度劳累。

刘女士：我生产时间比较长，出血也多，后来查血还发现有贫血；在坐月子的时候，也有受凉感冒过，但因为要给宝宝哺乳，也没有吃过药，拖了很久。

安医生：你这种症状西医中并没有特别明确的诊断，只有按症状诊断为"产后全身酸痛"，中医则称之为"产后风"，也就是平时咱们常说的"月子病"。

刘女士：安医生，别人说得了"月子病"就要得一辈子，那您说这有办法治好吗？

安医生：你不要太过担心，这些症状都是可以通过针灸调理以及日常生活中的预防锻炼改善的。

紧接着，安医生便为刘女士量身定制了一套治疗方案。考虑刘女士正处于哺乳期，用药受限，便只施以针刺治疗，以补肾健脾、养血化瘀、祛风除寒为治疗原则，选取肾俞、足三里、曲池、大椎、命门、风池、脾俞、三阴交、血海、关元、合谷、太冲等穴，针刺手法以补法为主，每日 1 次，每次留针 30 分钟，10 次为 1 个疗程。治疗期间俯卧体位与仰卧体位每日交替，以便全身相关穴位都可得到充分有效的刺激。

刘女士表示，在完成 1 个疗程的针刺治疗后就感觉关节疼痛得到了明显减轻，但劳累后仍会有疼痛不适。在继续坚持完 3 个疗程的治疗后，刘女士开心地说道："现在不仅治好了全身关节酸软疼痛，我整个人的精气神也好了很多，针灸真的太神奇了！"

安医生小讲堂

产后全身酸痛是指分娩后出现的肌肉疼痛伴酸软的症状，西医学角度多认为其与妊娠时增大的子宫对骶神经丛的压迫、脊柱及下肢受力的改变，以及分娩时持续肌肉紧张、过度用力造成肌肉或结缔组织损伤等因素有关。从中医理论角度分析，由于产妇生产后初期机体营血亏耗，血脉空虚，气血运行不畅，加之肾精亏耗，经络、关节、肌肉失去濡养，进而出现全身肌肉、关节酸软疼痛；或是产后筋脉空虚，人体正气不足无力抗邪，易受风寒湿邪侵袭，停留关节、经络、肌肉等，以致气血凝滞，痹阻不通。此外，由于需要哺乳、照顾宝宝等因素，产妇过度劳累也会造成手臂、腰腿等部位肌肉关节的疼痛不适。

腧穴解密

曲池穴：

曲，屈曲；池，因此穴为手阳明之合，脉气流注此穴时，似水注入池中；又因取穴时，屈曲其肘，横纹头有凹陷，形似浅池，故名。该穴在肘区，于尺泽与肱骨外上髁连线的中点凹陷处，具有清热解表、散风止痒、消肿止痛的功效，可以治疗上肢不遂、手臂痹痛、腹痛、吐泻、湿疹、瘾疹、皮肤干燥、头痛、眩晕、热病、癫狂等病症。

三阴交：

三阴，这里指足三阴经，即足太阴脾经、足少阴肾经、足厥阴肝经；交，交会也。该穴名意指足部3条阴经中的气血物质在本穴交会，故名三阴交。该穴在小腿内侧，当足内踝尖上3寸，胫骨内侧缘后方，具有调脾气、养肝血、益精气的功效，可以治疗腹痛、腹胀、胃痛、便秘、月经不调、痛经、白带过多、子宫下垂、湿疹、下肢疼痛、麻木、无力、全身水肿、眼袋浮肿、小便不利、脚气、失眠等病症。

血海穴：

血，是红色的液态样物质，是构成人体和维持人体生命活动的基本物质之一，具有很高的营养和滋润作用；海，比喻连成一大片的很多同类事物。该穴名意指本穴为脾经所生之血在此聚集，充斥的范围巨大如海，故名血海。该穴位于股前区，髌底内侧端上2寸，股内侧肌隆起处，具有化血为气、运化脾血的功效，可以治疗月经不调、痛经、闭经等妇科病，还可治疗荨麻疹、湿疹、丹毒等血热性皮肤病，以及膝股内侧痛等病症。

温馨提示

坐月子虽然重要，但应科学合理坐月子，不可盲目拘泥于传统的坐月子习俗，做到均衡合理饮食、适度锻炼、适时增减衣物（防止受凉或中暑）、保持清洁卫生、情志舒畅等，便有利于产妇在产褥期的全面恢复。

针灸何以治疗月经不调

　　月经，可以说是令许多女性头疼的存在，特别是对于那些月经时间不准，痛经的女性来说，每个月既害怕它来，又害怕它不来，让人苦不堪言。近日，46岁的赵女士便因长期月经未行来到安医生的门诊寻求治疗。

　　赵女士：安医生，我已经3个月没来月经了，整个人浑身上下都难受得很，听说针灸可以调月经，特地来找您看看。

　　安医生：你具体有哪些不舒服？

　　赵女士：就小肚子一直隐隐作痛，时重时轻；特别怕冷，手脚随时都是冰凉的；整个人困倦乏力，精神很差；心里特别烦躁，容易发火，吃东西也没胃口。

　　安医生：你以前月经规律吗？

　　赵女士：以前月经也是不太规律，很少能按时来，血块也比较多，偶尔也会有痛经。

　　安医生：那你前段时间有没有什么明确的原因导致月经失调？比如生活习惯、工作压力、情绪方面的影响。

　　赵女士：那段时间就是工作压力比较大，经常熬夜加班，还有我平时也比较爱喝冷饮。

　　安医生：这些确实都可能导致你的月经失调，那你有没有去医院看过？吃过什么药？

　　赵女士：最早我去妇科看了，做了B超和血液检查，医生说没有啥大问题，就是内分泌失调了，可以保守治疗，不用吃药，适当调整生活作息就行了，但过了1个月月经还是没来，我就又去一个诊所抓了中药喝，但效果也不明显。

安医生：你以前的检查报告带了没？我看看。

赵女士：带了，给您看看。

安医生：你这些检查报告确实看着都没啥问题，那我就先给你扎针调治吧。

安医生以调养冲任、健脾补肾、调和气血为原则，近取气海、关元、中极穴以调理冲任，远取足三里、三阴交、太冲、合谷穴以健脾胃、调气血、补肝肾。诸穴皆采用毫针针刺，进针得气后留针30分钟，并配合红外线烤灯照射，其间每10分钟行针1次，采用平补平泻法。

经安医生3次针灸治疗，赵女士的月经来潮，月经量多，伴有血块，小腹痛消失。

安医生小讲堂

月经不调是妇科常见病，指月经的经期、经量、经色、经质、经行发生异常的一类疾病。引起月经不调的原因有内分泌紊乱、生殖器官器质性病变、全身疾病以及精神情绪等因素。此外，寒冷刺激、不规律饮食、过度劳累、吸烟饮酒等，也可导致月经不调。通过查明原因，加上有针对性的治疗，大部分月经不调通过药物治疗，再加上生活作息的调养都是可以治愈的。少数器质性病变引起的月经不调则需要积极治疗原发病。祖国医学认为，脏腑功能失常影响冲、任、胞宫气血失和，导致月经不调，尤其与肝、脾、肾三脏关系密切。肾藏精，精化血。肾气盛，天癸至，任脉通，太冲脉盛，月经方可来潮。脾生血影响经血的生成，脾统血有助于经血的正常排泄。肝藏血，主疏泄，肝气条达，肝血旺盛，下注冲任，血海按时满溢，月经按时而至。

腧穴解密

气海穴：

气，中医学认为气是构成人体和维持人体生命活动的最基本物质；海，比喻连成一大片的很多同类事物。本穴是人体之气汇聚之处，如同气之海洋，故名气海。该穴位于下腹部，前正中线上，当脐中下 1.5 寸。它是人体重要的一个养生保健的穴位，具有补肾固精、温养益气和强壮体质的功效，在临床上的应用非常广泛，可以治疗虚脱、形体羸瘦、脏气衰惫、乏力等气虚病症；水谷不化、绕脐疼痛、腹泻、痢疾、便秘等肠腑病症；小便不利、遗尿等前阴病；遗精、阳痿、疝气、少腹痛；月经不调、痛经、闭经、崩漏、带下、阴挺、恶露不尽、胞衣不下等妇科病症。

三阴交穴：

三阴，这里指足三阴经，即足太阴脾经、足少阴肾经、足厥阴肝经；交，交会也。该穴名意指足部 3 条阴经中的气血物质在本穴交会，故名三阴交。该穴在小腿内侧，当足内踝尖上 3 寸，胫骨内侧缘后方，具有调脾气、养肝血、益精气的功效，可以治疗腹痛、腹胀、胃痛、便秘、月经不调、痛经、白带过多、子宫下垂、湿疹、下肢疼痛、麻木、无力、全身水肿、眼袋浮肿、小便不利、脚气、失眠等病症。

温馨提示

月经不调与日常生活作息密切相关，安医生在这里给大家分享几点注意事项，让大家做好预防，尽可能地远离月经不调。

1. 调节好自己的情绪，压力不要太大，心情不好时适时向朋友或家人倾诉，必要时寻求心理医生的帮助。

2. 饮食结构要合理，均衡摄入肉蛋奶和新鲜水果蔬菜，尽量少吃或者避免食用高热量、高糖、高脂的食物，如油炸食品、巧克力蛋糕、冰激凌、奶茶等。月经偏多、贫血的女性可适当多食用动物肝脏、红肉、血制品等食物补充铁元素。

3. 保持规律中等强度的运动习惯，坚持每周4~5天，每次半小时左右的运动，以微微出汗为度，不可过量。

4. 管理好体重，即合理饮食+适量运动，将BMI控制在19~24之间，过瘦和过胖都容易引起月经的紊乱。

5. 规律作息，尽量避免熬夜。

小儿消化不良怎么办

      孩子不好好吃饭几乎是绝大部分家长的苦恼，各种厌食、挑食、不长个，甚至生病，让不少家长都操碎了心。从小养成的饮食不当、无规律、过饱等习惯常常导致孩子的消化功能紊乱，影响孩子的生长发育，不利于他们的健康成长，严重时甚至影响到学习。近日，12 岁的小米便因反复出现恶心、胃胀、腹痛，伴食欲严重减退，经人介绍，在奶奶的陪同下来到安医生诊室寻求针灸治疗。

      家属：安医生，我孙子最近吃饭差得很，老说肚子发胀吃饭没有胃口，还经常犯恶心、肚子疼，昨天还在学校晕倒了，孩子说他当时手脚发软、眼睛发黑，家里人都很着急，您快给看看。

      安医生：这个情况出现多久了？

      家属：有 3 年了，那段时间我们开始带孩子，比较惯着他，经常给买零食，结果后来孩子慢慢变得不爱吃饭，光吃零食，看着别人家的孩子都在蹭蹭长身体，我们家孩子却不见长。

      安医生：那这次晕倒后，去医院检查过吗？

      家属：晕倒过 4 次了，去医院检查完医生说孩子是消化不良，吸收不好，孩子有些贫血，需要及时补充营养。

      安医生：小朋友你除了这些还有哪不舒服啊？

      小米：晚上睡觉的时候老醒来，再就是白天在教室学习也集中不了注意力，感觉身上没有力气，很困。

      安医生：大便怎么样？

小米：两三天一次，大便有点干。

安医生：家里人有没有感染过幽门螺杆菌？

家属：之前检查过，这些都没有。

安医生：孩子之前有过什么其他疾病吗？

家属：小时候身体也不好，小病不断，经常感冒发热。

安医生：之前有用过什么药吗？

家属：吃过一段时间促进胃动力的药，觉得没有什么效果，所以这次想寻求中医治疗。

最终经望闻问切四诊合参后，中医诊断为胃痞病，脾胃虚弱证。

为患者耐心解答完疑惑后，安医生随即着手为小朋友进行了治疗。小儿消化不良，病位在胃肠，病机脾胃运化失调，故治疗以健脾和胃为主，穴位选取中脘、梁门、天枢、关元、足三里、阴陵泉、内关、公孙等为主穴。留针30分钟，5分钟行针1次，1日1次，5日为1个疗程。配合推拿治疗：补脾经、补胃经、运内八卦、摩腹、推四横纹等手法；艾灸天枢、中脘、脾俞、胃俞等穴位，经过5次针刺配合推拿、艾灸疗法，小米的食欲有所改善、大便正常，胃胀、恶心感有所减轻。之后又进行了1个月的巩固治疗，其间配合捏脊法，小米的症状基本消失。

安医生小讲堂

小儿消化不良是儿科常见病，属于功能性胃肠疾病，与小儿胃肠功能尚未发育完善、饮食不规律、免疫力低下、精神紧张、幽门螺杆菌感染等有关。患儿一般有腹胀、腹痛、恶心、呕吐、反酸、不愿进食、便秘、腹泻、嗳气等症状，持续性或反复发作。长期消化不良会导致患儿身体素质下降，需要及时进行治疗。主要是通过心理干预与药物治疗，诊断时要注意与胃食管反流、肠易激综合征相鉴别。

小儿消化不良属于祖国医学"痞满""胃脘痛""积滞"等范畴，其病在胃，涉及肝脾，病机主要为脾胃虚弱、气机不利、胃失和降。长期情志失调，抑郁不舒，使肝气郁结，疏泄失司，肝木克土，脾胃失和；暴饮暴食，过食生冷，食谷不化，痰湿困阻，脾气不升，胃气不降反升，则嗳气反酸，呕吐、胃灼热等；脾气不升反降，则中气下陷，出现胃脘坠胀，纳呆早饱，大便自利不禁。故治疗小儿消化不良时，注意健脾和胃，疏肝理气，使脾气得升，胃气得降，肝气得舒，则病得治。

针灸百花园

小儿推拿：是一种重要的小儿外治手法，临床疗效十分显著。小儿推拿是在传统医学的基础上，运用经络脏腑、气血阴阳、五行八卦等学说为指导，通过推拿手法在体表的刺激，达到治疗疾病、防病保健的作用。小儿推拿历史源远流长，1973 年长沙马王堆三号汉墓出土的帛书《五十二病方》成书大约在春秋战国之际，该书中就有记载"婴儿索痉""婴儿病痫"等小儿病名，这是迄今最早的记载，可想而知，那个时代的古人就已经对儿科疾病有了一定的认识。小儿生理上具有脏腑娇嫩、形气未充、生机蓬勃、发育迅速的特点。病理上具有发病容易、传变迅速、脏腑清灵、容易康复的特点。所以治疗上也以治病求本、平衡阴阳、调理脏腑为原则，临床上对治疗小儿泄泻、便秘、呕吐、厌食、腹痛、发热、感冒、流涎、咳嗽、夜啼、遗尿、疳积、脱肛等疾病都有很好的效果。

腧穴解密

关元穴：

关，关藏；元，元气。指关藏人身元气的部位，故名"关元"。该穴属于任脉的穴位，位于前正中线上，脐下3寸。《太平圣惠方》引岐伯云："但是积冷虚乏病，皆宜灸之。"关元是保养要穴，具有补益元气、培肾固本的功效，可以治疗腹痛、腹泻、月经不调、痛经、经闭、子宫脱垂、遗精、阳痿、遗尿、不孕、疝气等虚劳病症。

公孙穴：

公，祖父长辈；孙，旁系。公孙为足太阴脾经别走足阳明胃经的络穴，正经为公，络穴为孙，《灵枢经·脉度篇》云："支而横者为络，络之别者为孙。"故名"公孙"。该穴位于第一跖骨基底部的前下缘凹陷赤白肉际处。公孙具有健脾益胃、调理冲脉的作用，能够治疗胃痛、腹痛、恶心、呕吐、消化不良、腹胀、肠鸣、泄泻、痢疾、霍乱等病症。

温馨提示

小儿消化不良多为功能性疾病，单纯依靠治疗很难恢复如初，需要家长和孩子的配合，建议：

1. 调整饮食结构，少吃零食以及油炸、辛辣、冷饮、肉类加工食品，多吃蔬菜水果。

2. 培养良好的吃饭习惯，按时吃饭。

3. 培养良好的排便习惯。

4. 适当运动。

5. 适当进行心理疏导。

穴位埋线助力减肥

随着生活水平的提高，肥胖患者日渐增多，在中国，超重和肥胖人群已逾 3 亿人，仅在 2015 年，全球因肥胖造成死亡的人数就已超过 400 万，世界卫生组织已将超重、肥胖定义为一种慢性病。近日，刚满 19 岁的小李便因为肥胖来到了安医生的诊室，欲寻求有效的减肥方法。

小李：安医生，咱这儿可以针灸减肥吗？

安医生：可以啊，你今年多大，身高体重多少？

小李：我今年刚满 19 岁，身高只有 174 厘米，但是体重却有 214 斤。

安医生：那你这体重确实该减减了，你有没有因为肥胖哪里不舒服？

小李：就是平时运动耐量很低，稍微运动一下就累得很，特别容易乏困，学校体检时也发现有高血脂和脂肪肝，所以想趁这个暑假赶紧减减重，调理调理身体。

安医生：平时饮食怎么样？大小便正不正常？

小李：我喜欢吃甜食、肉食和油炸食品，爱喝饮料，平时也不怎么吃蔬菜。平时小便还算正常，大便有时候不太成形，其他的都还好。

安医生：好的，那我就给你安排埋线减肥吧，再配合喝点中药调理调理，但你不能光靠这些，你还要控制自己的饮食，调整生活习惯。

接诊完成后，安医生便为小李开展了埋线治疗。

安医生采用旋转对折埋线法，首先准备好针具（将一段3厘米左右的高分子蛋白缝线置入一半至注射针头内），然后对埋线穴位进行消毒，选穴以腹部中脘、建里、下脘、水分、气海、关元、天枢、太乙、滑肉门、大巨、大横、带脉等腧穴为主，配合下肢的丰隆、足三里、伏兔，上肢的曲池等腧穴，将置有可吸收缝线的针头直刺入穴位中，随后旋转针头并顺势退出，以使缝线在穴位对折缠绕滞留在穴位中，持续发挥效应。每2周埋线1次，4次为1个疗程。

小李在完成2次埋线后便高兴地告诉安医生自己瘦了15斤，而且自己的精神状态也比之前好多了，没有那么容易觉得乏困，食欲也比之前下降了，没有那么强烈想吃高热量食物的欲望了，整个过程也完全没有之前节食减肥那么难受。在体重下降至180斤后，小李进一步将运动加进了自己的减肥计划，每天慢跑2~4千米，晚饭仅吃少量蔬菜。就这样坚持1年半后，小李成功减到了145斤，身体各项指标也全都恢复了正常。

安医生小讲堂

肥胖作为现代社会的普遍现象，其危害不仅仅局限于个人外观形象，肥胖对于健康的威胁更是十分严重：

1. 肥胖者易出现代谢性疾病：

肥胖者会增加糖尿病患病发生率，有研究显示，在2型糖尿病中80%都是肥胖者，而且发生肥胖时间越长，患有糖尿病的概率就越高。肥胖者特别是腹型肥胖者由于进食脂肪多、体内脂肪储存多，比普通人更容易表现为血脂紊乱。

2. 肥胖者易出现皮肤病：

肥胖者的头部、腋窝及股间等皮肤皱褶处，易造成红色发痒的湿疹，且常在腰部、大腿等处出现妊娠纹样的线纹，称为肥胖纹，是由于真皮组织迅速生长时断裂所产生。另外，由于心脏肥大，静脉血液回流减缓阻滞，亦容易导致静脉曲张。

3. 肥胖与高血压密切相关：

肥胖者容易患高血压，20～30 岁的肥胖者，高血压的发生率要比同年龄而正常体重者高 1 倍；40～50 岁的肥胖者，高血压的发生概率要比非肥胖者高 50%。一个中度肥胖（BMI>30）的人，发生高血压的概率是体重正常者的 5 倍多。

4. 肥胖对后代健康有影响：

肥胖母亲的胎儿容易早产、先天畸形、巨大、围产期死亡等，也会增加孩子儿童期肥胖的概率。同时肥胖使得生育风险增加。

5. 胆结石、痛风、脂肪肝：

有时吃多有时饥饿并伴有肥胖现象，是胆石症、痛风的共同点。据统计，30% 的肥胖者手术发现有胆结石，而非肥胖者只占 5%。痛风患者大多是习惯于高蛋白饮食的肥胖者。肥胖者往往同时患有脂肪肝。据统计，肥胖者中脂肪肝的患病率高达 50%，远远高于非肥胖者脂肪肝的发病率。

针灸百花园

穴位埋线疗法是中医经络理论与现代物理医学相结合，是针刺疗法与组织疗法相结合的产物。其根据患者的个体差异，不同的症状，不同的肥胖机制，进行合理有效的辨证选穴，在相应的穴位埋入蛋白质磁化线（以线代针），起到"长效针感"，达到健脾益气、疏通经络、温中散寒、调和阴阳气血的作用，从而调整了患者的自主神经调节和内分泌功能。一方面能够抑制患者亢进的食欲，同时也抑制了患者亢进的胃肠消化吸收，从而减少能量的摄入；另一方面可以刺激患者迟钝的自主神经（交感神经），使其功能活跃，增加能量消耗，促进体内脂肪分解。所以穴位埋线减掉的是人体的脂肪而不是水分，并能保证减肥过程中身体健康和精力旺盛。此外，穴位埋线通常15～20天进行1次，免除了肥胖患者每天"针"1次（每次20～30针）的麻烦和痛苦，同时能兼治伴随出现的一些疾病，如痤疮、疲劳综合征、失眠、便秘、月经不调、痛经、性功能减退（女性性冷淡、男性阳痿、早泄）、高血压、高血脂、脂肪肝等。且反弹率极低，这是穴位埋线减肥的最大优点。